Precht

Der Trauma-Notfallkoffer

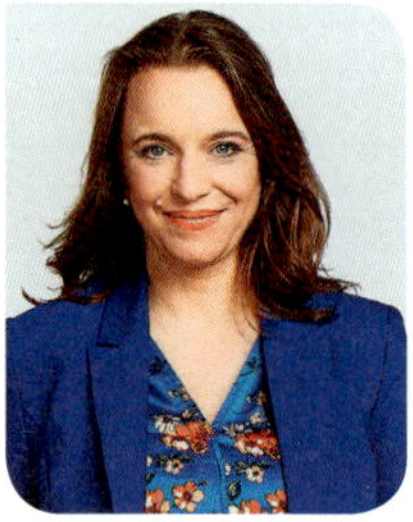

Anke Precht ist Diplom-Psychologin und arbeitet in eigener Praxis in Offenburg. In den letzten Jahren hat sie einen traumatherapeutischen Schwerpunkt aufgebaut und sich bei den Koryphäen auf dem Gebiet fortgebildet. In ihrer psychologischen Arbeit ist ihr besonders das Thema Resilienz wichtig – also Menschen zu vermitteln, was sie selbst tun können, damit es ihnen besser geht. Sie hat bereits zahlreiche Bücher geschrieben und das Coaching-Programm »Be happy« entwickelt. Mehr erfahren Sie unter www.ankeprecht.de.

Dipl. Psych. Anke Precht

Der Trauma-Notfallkoffer

Praktische Übungen zur Selbsthilfe
Für mehr Stabilität und innere Ruhe im Alltag

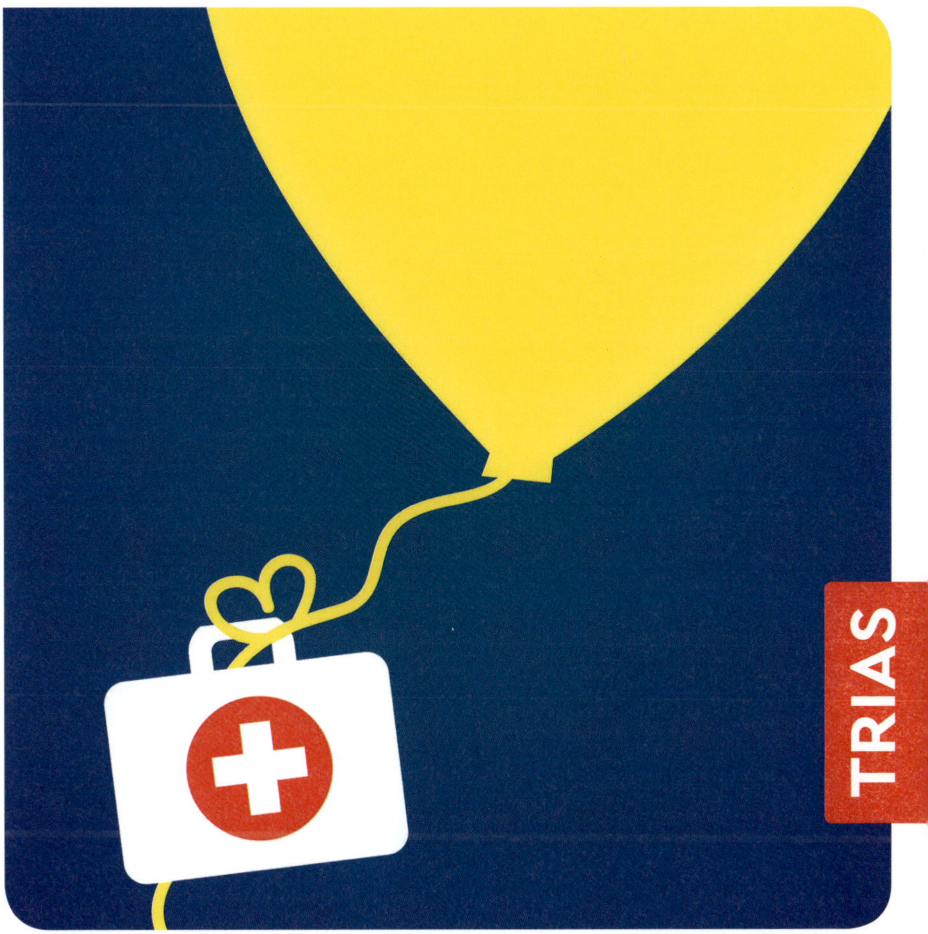

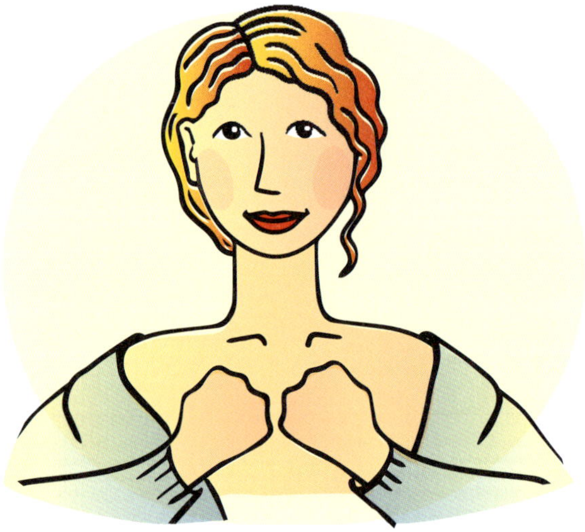

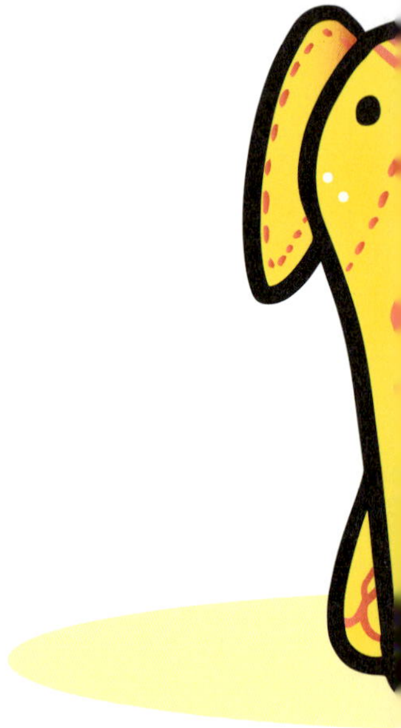

Exkurse

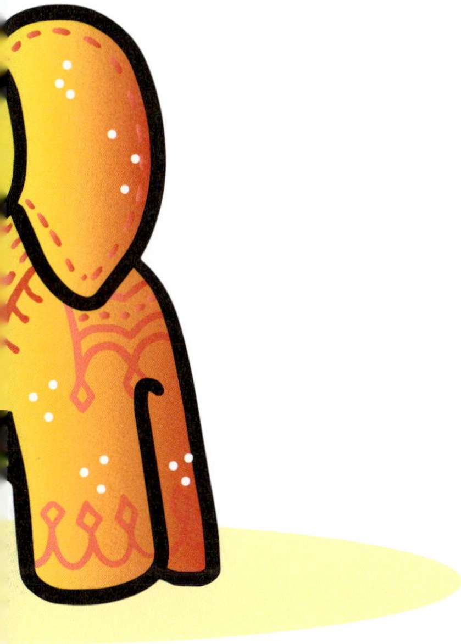

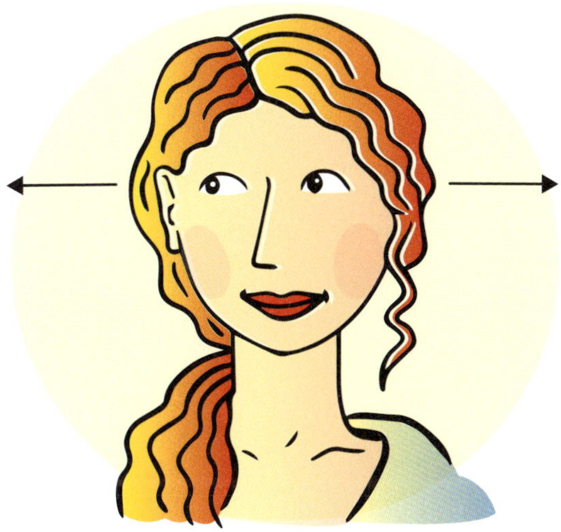

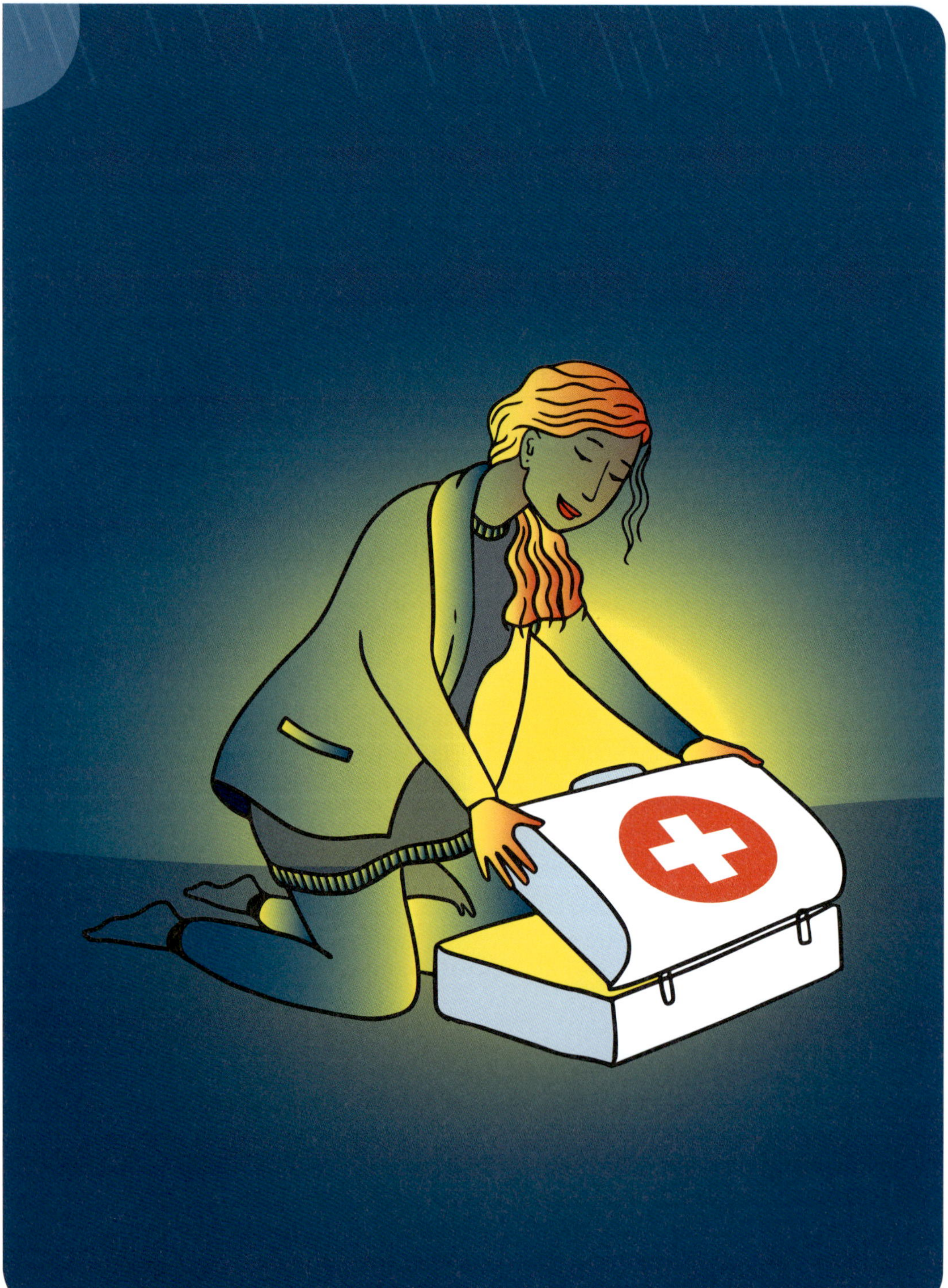

Dank

Als ich in den 90er-Jahren Psychologie studierte, steckte die Traumatherapie noch in den Kinderschuhen. An der Uni hörte ich überhaupt nichts davon! Seitdem ist unglaublich viel passiert. Konnte man früher Menschen mit Traumafolgestörungen psychotherapeutisch nur wenig helfen, können sie jetzt wieder gesund werden und ein glückliches Leben führen. Sogar schwerste seelische Verletzungen können heilen und sich in Stärke verwandeln. Viele Psychologen und Ärzte haben in den letzten 30 Jahren Pionierarbeit geleistet und Methoden erforscht und praktisch entwickelt, die genau das ermöglichen. Bei vielen von ihnen durfte ich persönlich lernen, und ich bin ihnen für immer dankbar dafür, dass sie ihr Wissen so großzügig geteilt haben. Agnes Kaiser-Rekkas, Fred Gallo, Peter Levine, Maggie Philipps, Arne Hofmann, Luise Reddemann und Michaela Huber, aber auch Jeanne Achterberg, Wolf Büntig und Stan Lifschitz waren wundervolle Lehrer*innen, die mich inspiriert und immer wieder ermutigt haben. Ich trage ihr Wissen weiter, so gut ich es kann.

Gleichzeitig bin ich den Menschen, die mit ihren Erfahrungen in meine Praxis gekommen sind und mir ihre Geschichten erzählt haben, mir vertraut und mich auch manches Mal gefordert haben, zutiefst dankbar. Sie waren meine wertvollsten Lehrer. Wir haben schwere, aber auch wundervolle Erfahrungen gemacht. Gelacht und manchmal auch geweint, und nicht nur erlebt, was die Seele bewegt und was sie aushalten kann – wir waren auch Zeugen, was zu lösen bereit und in der Lage die Seele ist, über wie viel Kraft sie verfügt und über welchen großen und wilden Lebenswillen, und wie genau sie sich erinnert an das, was sie in der Tiefe immer war und ist, ganz egal, wie sehr sie verletzt wurde. Sie wartet, bis sie sich wieder entfalten kann. Meine Arbeit und die Menschen, die zu mir kommen, beschenken mich immer wieder aufs Neue. Danke dafür, jedem Einzelnen.

Liebe Leserin, lieber Leser,

viele Menschen leiden unter den Folgen eines Traumas. Manche wissen von ihrem Trauma und erleben immer wieder Momente, in denen sie sich daran erinnern. Andere sind sich ihres Traumas nicht bewusst, erleben aber immer wieder unerklärliche Gefühle oder Schmerzen, die sie nicht einordnen können und die sie nicht verstehen.

Traumata können tiefe Spuren in der Seele eines Menschen hinterlassen. Und doch sie sind heilbar. Das ist die gute Nachricht. Egal, wie tief ein Mensch verletzt wurde: Seelische Wunden können wieder heilen. Zurück bleibt nicht der Mensch, den es vorher gab – sondern ein gereifter und stärkerer Mensch. Einer, der an den Erfahrungen, die er gemacht hat, gewachsen ist.

Der Weg dahin ist nicht immer einfach. Viele Therapien versprechen Heilung von Traumata, nicht alle können dieses Versprechen einhalten. Damit du weißt, wie du eine gute Therapie findest und welche Kriterien du bei der Suche beachten solltest, habe ich deshalb das Kapitel »Welche Therapien helfen« (Seite 40) genau dieser Frage gewidmet. Heilung ist möglich, und es lohnt sich, den Weg zu gehen. Heilung ist möglich. Für jeden, der betroffen ist, auch für dich.

Bis es so weit ist, und solange du in deinem Alltag immer noch Folgen eines Traumas spürst oder einfach erlebst, dass du immer wieder einmal in Gefühlszustände hineinrutschst, die dich belasten und die schwer auszuhalten sind, kannst du viel für dich tun. Dafür ist dieses Buch da. Ich habe hier meine Erfahrungen zusammengetragen, die ich in über 20 Jahren mit vielen Patientinnen und Patienten gesammelt habe, welche ihre Traumata in bewundernswerter Weise getragen und überwunden haben. Ich durfte viele bewegende Heilungsprozesse miterleben und habe nie ausgelernt. Neben dem, was wir in der Therapie getan und erreicht haben, haben viele Menschen eigene Ideen und Strategien entwickelt und mitgebracht. Viele davon sind in dieses Buch eingeflossen.

Warum aber sollte man sich um die Folgen eines Traumas kümmern? Es ist wichtig, traumatische Erfahrungen aus der Vergangenheit zu bearbeiten, weil sie die Tendenz haben, sich immer wieder in das gegenwärtige Leben einzuschleichen. Plötzlich tauchen Gefühle auf, die gar nichts mit einer aktuellen Lebenssituation zu tun haben, sondern nur durch sie ausgelöst werden, zum Beispiel während eines Streits. Dann empfindet man die alten Gefühle, die eigentlich Erinnerungen sind, als real und als aus der Gegenwart entstanden. Das macht das Leben oft schwer, und es ist sinnvoll, das zu ändern. Warum traumatischen Erfahrungen in der Gegenwart zurückkehren, erfährst du im Kapitel »Verschiedene Arten von Traumata« (Seite 14). Dort erfährst du auch, woran du erkennen kannst, ob du an einem Trauma leidest, was die klassischen Zeichen dafür sind, wie man sie verstehen kann und warum das so ist. Und du wirst erfahren, dass auch Umstände zu Traumata führen können, die nichts mit Gewalt oder Naturkatastrophen zu tun haben.

Während ein unbearbeitetes Trauma einen Menschen schwächt, bewirkt ein geheiltes Trauma genau das Gegenteil: Menschen, die ein Trauma hinter sich gelassen haben, emotional und körperlich, gehen gestärkt aus dem Verarbeitungsprozess hervor. Wir sprechen dann von posttraumatischem Wachstum und ich bin sicher: Es gibt auf der Welt keinen wahrhaftig starken Menschen mit einer leichten Vergangenheit. Nicht selten sind gerade jene Menschen, denen die Lebensfreude aus allen Poren strömt und die auch in schwierigen oder dramatischen Situationen klar und wahrhaftig belastbar bleiben, solche, die in ihrer Vergangenheit schon viele Verluste erlitten und viele Verletzungen erlebt haben. Traumata fordern uns auf, über sie hinauszuwachsen. Sie werfen uns so weit aus unserer Komfortzone, dass wir uns eine Zeitlang nicht mehr zurechtfinden. Dann aber, wenn wir mit unserem Wachstum aufgeholt haben, sind wir nicht nur stärker als das Trauma – wir sind auch viel stärker als jemals zuvor und in der Regel auch glücklicher und erfüllter.

Darum geht es in diesem Buch um etwas grundlegend Positives. Deshalb schauen wir auch nach den Schutzfaktoren der Seele. Denn nicht jeder Mensch wird gleichermaßen in einer bestimmten Situation verletzt. Im Kapitel »Resilienz« (Seite 49) erfährst du, wie du widerstandsfähig, man sagt auch resilient, wirst. Umgangssprachlich könnte man sagen: wie du dir ein dickes Fell zulegst. Aber keins von der Sorte, die alles abprallen lässt. Sondern eins, das dich weiterhin sensibel und liebevoll sein lässt, dich aber zugleich weniger verletzbar macht. Es lässt dich spüren, dass du auch in schwierigen Situationen handeln und etwas tun kannst, dass du nicht machtlos bist und dass du Stärken hast, die du jetzt jederzeit nutzen kannst.

Im dritten Kapitel widmen wir uns dann dem zentralen Thema dieses Buchs, dem Notfallkoffer (Seite 79). Er wird ab sofort immer für dich da sein, wenn du von belastenden Gefühlen eingeholt wirst. Er hilft dir, wenn dich etwas triggert und wenn du verzweifelt bist. Er birgt alle guten Geheimnisse, die dir Kraft geben, dich ins »Hier und Jetzt« holen, die dir helfen, aus einer Krise auszusteigen, dich zu fangen, dich zu stabilisieren, dich auf gute Weise selbst zu spüren und Flashbacks zu stoppen. Der Notfallkoffer ist dein Werkzeug für den Umgang mit einem Trauma, bevor dieses vollständig geheilt ist und sich in Stärke verwandelt hat. Den Koffer zu packen ist wie eine Schatzsuche, und ich bin sicher, dass du dabei Freude haben wirst.

Der Notfallkoffer ist immer da, wenn du ihn brauchst. Er erweitert sich und er wird dir dabei helfen, nach und nach stabiler, präsenter und glücklicher zu werden, weil du merkst: Die belastenden Seeleninhalte sind vielleicht noch da. Aber sie beherrschen dich nicht mehr. Du kannst das Leben leben, in dem du bist, und die Gegenwart immer leichter von der Vergangenheit trennen.

Übrigens spricht man im englischen Sprachraum nicht von Traumaopfern, sondern von »trauma survivors«, also Überlebenden. Diese Formulierung gefällt mir viel besser. Traumata sind Situationen, die das Überleben körperlich oder seelisch gefährden. Und diese Situationen zu überleben, ist schon eine Leistung. Wenn wir nun einen Schritt weitergehen und die Traumata verarbeiten, sodass wir sie los- und in der Vergangenheit zurücklassen können, nachdem wir aus ihnen gelernt haben und gewachsen sind, so ist noch viel mehr passiert als nur das Überleben: Wir leben intensiver und erfüllter als vorher, wir werden weise und leicht.

Zu dieser Reise möchte ich dich als Leserin oder Leser herzlich einladen. Den Weg, auf den du dich begibst, sind viele Menschen vor dir schon gegangen. Viele Menschen haben die schweren Erfahrungen ihres Lebens hinter sich gelassen. Sie sind der lebende Beweis dafür, dass das möglich ist. Du kannst den Traumanotfallkoffer nutzen, wenn du merkst: Die Vergangenheit hat zu viel Macht über dich. Du kannst ihn auch begleitend zu einer Therapie nutzen, wenn du dir zusätzlich selbst in schwierigen Situationen helfen möchtest. Er kann dir aber auch dabei helfen, insgesamt ausgeglichener zu werden und dich noch besser selbst zu entwickeln. Und natürlich kannst du parallel dein eigenes dickes Fell stärken, deine Resilienz. Damit das möglichst leicht geht, enthält das Buch neben etwas Theorie viele praktische Strategien, die einfach umsetzbar und wirksam sind.

Das Leben ist wundervoll. Es beschenkt uns reichlich, aber es schont uns nicht. Wir erleben Licht und Schatten und sind immer wieder eingeladen, den Schatten zu erleuchten und uns zu erweitern und zu lernen. Ein Weg, der im östlichen Verständnis zu tiefer Weisheit und Glück führt, meint im westlichen seelische Gesundheit, Ausgeglichenheit und innere Kraft.

Wer und wie auch immer du bist: Als Mensch kannst du in jedem Moment wachsen und dich weiterentwickeln. Die Reise ist niemals zu Ende. Die Seele ist immer bereit, Altes zurückzulassen und sich zu entfalten. Dabei spielt es keine Rolle, wie lange du schon an etwas leidest, wie lange du schon wartest. Ich lade dich ein, das Helle zu stärken und herauszufinden, wie du der Mensch werden kannst, der du sein möchtest. Alles, was du sein kannst, ist schon angelegt wie die Pflanze in einem Samen, der auf Regen wartet. Vielleicht ist heute der Moment, an dem du damit beginnst den Garten zu pflegen und zu bewässern, damit das Gute, das Starke, das Sanfte und das Weise in dir wachsen kann! Dafür wünsche ich dir den Mut, dir selbst zu begegnen, das Vertrauen in die Kraft deiner Seele und in deine Liebe und letztlich auch in das Leben selbst, auch wenn wir es oft nicht verstehen.

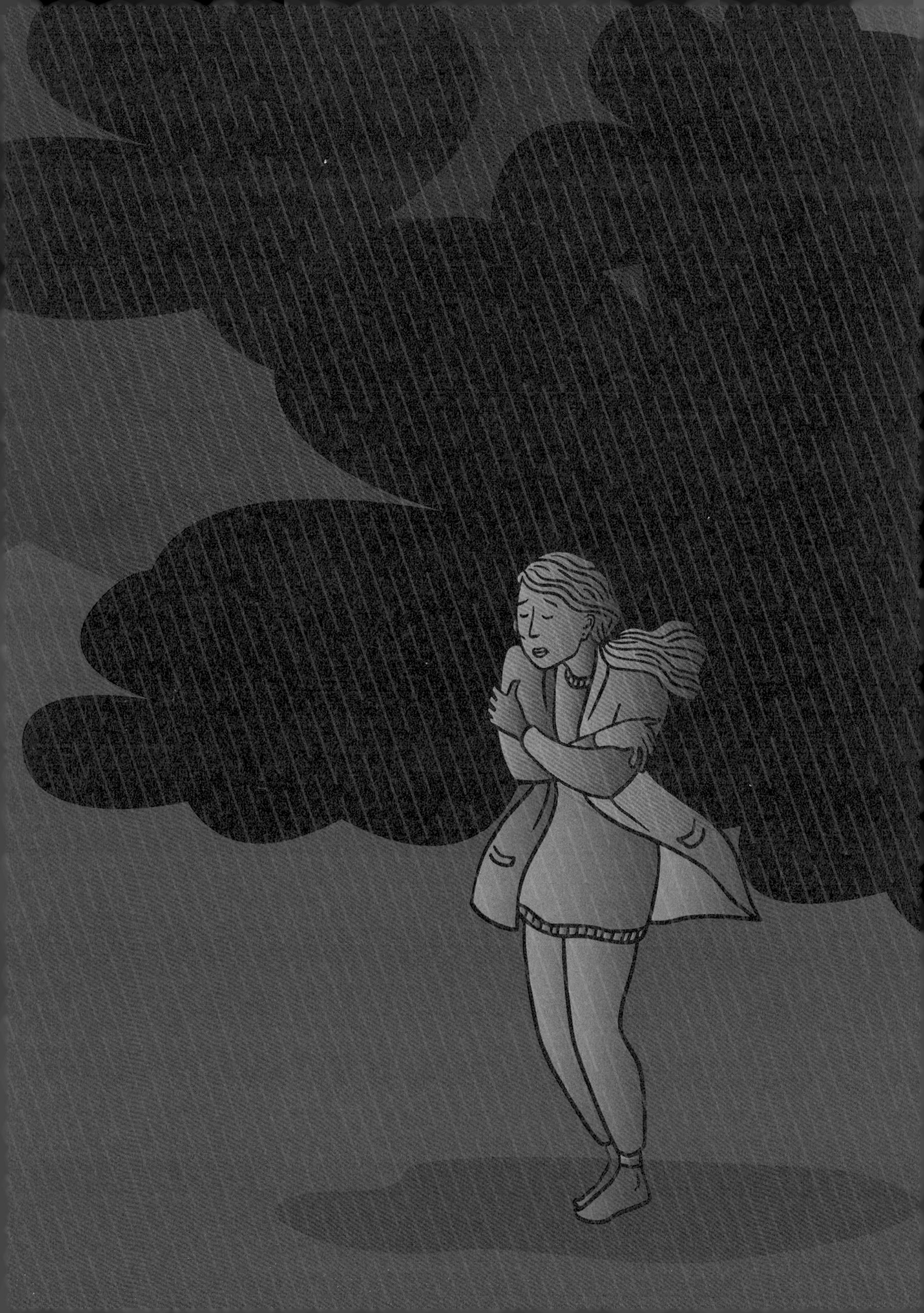

Trauma und Trauma-folgestörungen

Traumata gibt es viele. Nicht jedes führt zu einer Traumafolgestörung. Erfahre hier alles Wichtige zu Entstehung und Folgen von Traumata.

Was versteht man unter einem Trauma?

Nicht alles ist ein Trauma, was so genannt wird. Dafür aber manches, was man darunter nicht verstehen würde.

Das Wort »Trauma« ist schon lange in der Umgangssprache angekommen. Kürzlich sagte mir eine Patientin, die Zugfahrt zu mir sei traumatisch gewesen. Was sie meinte, war nicht etwa ein Unfall oder eine Katastrophe unterwegs, sondern eine sehr anstrengende und nervige Fahrt. So, wie viele Menschen es heutzutage erleben, die mit der Bahn fahren. Der Zug war extrem voll, die Wagenreihung umgekehrt, und sie hatte ihren reservierten Platz nicht erreicht und musste fast eine Stunde lang stehen. Einen Anschluss hatte sie auch verpasst, und sie war erschöpft und genervt angekommen. Das ist kein Trauma. Denn, ob etwas ein Trauma ist, hängt davon ab, wie einschneidend eine Erfahrung ist und wie sie verarbeitet wird.

Was ein Trauma ist – und was nicht

Ein Trauma muss nicht unbedingt eine unfassbar schreckliche Katastrophe sein. Auch eher banale Erfahrungen können zu einem Trauma werden. Nicht jede Erfahrung wirkt auf jeden Menschen gleich. Es ist also ein bisschen komplizierter, und in diesem Abschnitt beschäftigen wir uns damit, was eine Erfahrung zu einem Trauma macht.

Es gibt sehr unterschiedliche Definitionen von Trauma, auch in Fachkreisen. Klar ist: Ein Trauma ist entweder eine starke Verletzung oder eine massive seelische Erschütterung, die in dem Moment, in dem sie passiert, für den betroffenen Menschen nicht bewältigbar ist.

Das heißt: etwas geschieht, es fühlt sich schlimm an, vielleicht sogar lebensbedrohlich. Gleichzeitig sind keine Möglichkeiten vorhanden, aus der Situation zu entkommen oder sie zu verändern. Das muss nicht bedeuten, dass es objektiv keine Möglichkeit gibt. Subjektiv ist keine bewusst, und das reicht, um eine Erfahrung zum Trauma werden zu lassen.

So habe ich als Kind beim Spielen auf Felsen am Meer in Norwegen eine traumatische Erfahrung gemacht: Meine Familie baute gerade etwa hundert Meter weiter das Nachtlager in unserem Campingbus auf, während ich am Abbruch des Felsens nach kleinen Muscheln suchte. Da rutschte ich an einer besonders glitschigen Stelle den nassen Felsen hinunter und fiel ins eiskalte Wasser des Atlantiks. Ich versuchte, wieder hinaufzuklettern, aber an dem algenbewachsenen Stein rutschten meine Finger ab, die Felsen schnitten meine Hände auf. Ich schrie, aber niemand war nah genug, um mich zu hören, meine Schreie gingen im Geräusch der Wellen unter. Die nassen Kleider, die ich trug, zogen mich nach unten, jede anrollende Welle trieb mich an den Felsen, ich versuchte mich festzuhalten, ohne Erfolg, die abziehende Welle zog mich ein Stück mit heraus. Ich war in Todesangst, schrie, versuchte zu klettern, verletzte mich dabei, und machte einfach immer weiter. Da kam ein Angler zurück ans Meer. Er hatte ein Teil seiner Ausrüstung vergessen und das bemerkt, als er schon auf der Heimfahrt war. Er sah mich, und mit Hilfe seiner Angelrute, an der ich mich festhalten konnte, zog er mich aus dem Meer.

Später wurde mir klar: Ich hätte an dem Felsen entlangschwimmen können, parallel zur Küste. Ich war als Kind eine ordentliche Schwimmerin und es gab immer wieder kleine Buchten an der Küste, wo ich hätte an Land gehen können. Die nächste war nur etwa 300 Meter entfernt gewesen. Ich hätte mich retten können, aber ich wusste es nicht.

Entscheidend für die Frage, ob eine Erfahrung zu einem Trauma wird oder nicht, ist also weniger die Erfahrung an sich, das heißt, weniger die Frage, was genau passiert ist – sondern die bewusste Überzeugung einer massiven Bedrohung der eigenen Sicherheit, gegen die man nichts ausrichten kann.

Verschiedene Arten von Trauma

Ganz unterschiedliche Erfahrungen können deshalb als traumatisch erlebt werden. Manche gehören zu Ereignissen, die jeder als traumatisch bezeichnen und wahrscheinlich auch erleben würde. Andere Erlebnisse finden manche Menschen eher harmlos, während andere massiv von ihnen verletzt werden. Die Umstände und die eigene Situation geben den Ausschlag.

Erfahrungen von körperlicher Gewalt

Erfahrungen körperlicher Gewalt können auf unterschiedliche Weise gemacht werden: Das Erleben von Krieg oder Folter, aber auch das Großwerden in Familien, in denen Gewalt an der Tagesordnung ist, führen zu tiefen Verletzungen und verursachen häufig schwere Traumata. Auch Schlägereien, Konflikte, das Hineingeraten in eine heftige Auseinandersetzung, mit der man vielleicht gar nichts zu tun hat, aber in der man fürchtet, etwas abzubekommen, ein Polizeieinsatz, den man miterlebt, können traumatisierend wirken. Ein Überfall auf der Straße, bei dem man ausgeraubt wird, ein Raubüberfall, bei dem man mit einer Waffe bedroht wird, Erfahrungen terroristischer Anschläge, die Beziehung zu einem Partner, der in bestimmten Situationen körperliche Gewalt anwendet. Und auch das Großwerden in einer sozialen Umgebung, in der Gewalt häufig vorkommt, wie zum Beispiel in einem Stadtviertel, in dem Überfälle oder Schießereien an der Tagesordnung sind, kann traumatisieren. Und manchmal traumatisiert auch die Erfahrung eines Wohnungseinbruchs, bei dem der Raum verletzt wurde, in dem man sich sicher fühlt – unabhängig davon, ob man während des Einbruchs zuhause war oder nicht.

Erfahrungen von sexueller Gewalt

Sexuelle Gewalt muss nicht mit körperlicher Gewalt einhergehen, um Schaden anzurichten. Oft wird nach einem sexuellen Übergriff gefragt, ob sich das Opfer gewehrt habe oder ob ihm eine Waffe an den Hals gehalten worden sei. Auch, wenn das nicht der Fall war, können schwere Traumata entstehen. Unter dem Einfluss von Alkohol oder Drogen kann es unmöglich sein, sich zu wehren. Wenn ein Täter sich in einer hierarchisch übergeordneten Position befindet, das Opfer von ihm abhängig ist oder wenn beide sich in einem Vertrauensverhältnis befinden, kann das Opfer sich aufgrund sozialer Blockaden oft nicht wehren, wenn sexuelle Handlungen beginnen. Kurz gesagt: Wann immer es kein ganz klares und frei entschiedenes »Ja« zu einer sexuellen Handlung gibt, ist sie ein Übergriff, ein No-Go, das traumatisch wirken kann: Ob der Täter ein Vorgesetzter, eine Lehrerin, ein Pfarrer, ein älterer Jugendlicher oder ein Verwandter ist, spielt dabei keine Rolle. Die »Me-Too«-Debatte« hat gezeigt, wie verführerisch es für mächtige Menschen sein kann, ihre Macht auch auszunutzen.

Erfahrungen von seelischer Gewalt

Seelische Gewalt ist objektiv noch schwerer festzustellen. Wird in der Schule ein Kind gemobbt, beschimpft, öffentlich gedemütigt oder in den sozialen Medien bloßgestellt, ist die Sache klar. Wenn aber ein Kind immer wieder indirekt als dumm oder böse oder unfähig dargestellt wird, zum Beispiel, indem seine Eltern immer wieder begeistert über das Nachbarkind sprechen, das so ganz anders ist und irgendwie in allem viel besser, ist die Situation weniger eindeutig. Entscheidend ist dann die subjektive Erfahrung des Betroffenen. Wie hat das Kind die Situation erlebt?

Auch in Beziehungen entwickelt sich manchmal seelische Gewalt. Wenn ein Partner ständig kleingehalten wird oder wenn der andere auf unerwünschtes Verhalten mit Liebesentzug reagiert, kann das traumatisch wirken.

Double-Binds

Besonders perfide sind die sogenannten Double-Binds. Das sind Strukturen, in denen ein Partner zwei Möglichkeiten hat, die ihm beide zum Nachteil werden. Double-Binds finden sich überwiegend in Liebesbeziehungen und in Eltern-Kind-Beziehungen. »Ich sehe dich ja fast nie«, könnte eine alte Mutter vorwurfsvoll sagen. Und wenn dann der Sohn donnerstags mit einem Kuchen vor der Tür steht, fragt sie: »Hast du denn nichts zu tun? Du bist doch nicht etwa schon wieder arbeitslos?«

Eine Großmutter hat die Familie zum Essen eingeladen und nötigt alle, noch eine zweite Portion zu nehmen. Brav tun sie es, weil sie wissen, dass die Großmutter sonst gekränkt ist. »Schmeckt es euch nicht?«, fragt sie in solchen Situationen immer wieder. Dann, während die Enkeltochter die zweite Portion isst, die sie eigentlich gar nicht mehr wollte, schaut die Großmutter sie an, zieht kritisch die Augenbrauen hoch und stellt fest: »Hast du zugenommen? Das steht dir aber gar nicht.«

Double-Binds machen die Beteiligten schier verrückt. Sie können zu Bindungstraumata führen, zu denen ich im nächsten Abschnitt noch mehr sage.

Missachtung

Auch missachtet zu werden, kann traumatisieren. Im Zusammenhang mit Mobbing spricht man heute vom Ghosting – ein Mensch wird behandelt, als sei er ein Geist, also unsichtbar, also gar nicht vorhanden. Auch in Familien geschieht das immer wieder: Wenn ein Elternteil tagelang nicht mit einem Kind spricht, weil das in seinen Augen etwas falsch gemacht hat. Wenn ein Kind bei Entscheidungen nie berücksichtigt wird. Wenn sich in einer Partnerschaft nach einem Streit einer von beiden tagelang zurückzieht, nicht ans Telefon geht und auch keine Nachrichten beantwortet.

Eltern-Kind-Beziehung

Eine weitere Kategorie seelischer Gewalt erscheint auf den ersten Blick als das genaue Gegenteil von Gewalt. Eher wirkt es von außen und häufig auch aus Sicht der Betroffenen als eine Form besonders starker Liebe. Psychologen sprechen von symbiotischer Liebe. Das ist eine Liebe, in der die Grenzen zwischen der Personen nicht mehr klar ist. Wer das Kind beleidigt, beleidigt auch den Vater, der nimmt das persönlich und macht sofort Ärger, anstatt seinem Kind zu zeigen, wie es mit einer Beleidigung am besten umgeht. Oder eine Mutter lässt ein Kind keinen Moment allein, sie ist überzeugt, ohne sie könne es nicht sein, nicht einschlafen, sich nicht beruhigen. Es brauche sie. Aber in Wirklichkeit braucht sie das Kind und das Gefühl, von ihm gebraucht zu werden. Sie lässt es nicht frei.

Eine zweite Form dieser ungesunden Art elterlicher Liebe beobachten wir in letzter Zeit immer häufiger: Es ist die Freundschaft von Eltern mit ihren Kindern. Der Arzt und Psychotherapeut Wolf Büntig sagte in seinen Seminaren immer wieder: »Freundschaft mit Kindern ist die heute am weitesten verbreitete Form von Kindesmissbrauch.« Warum? Eltern haben ihren Kindern gegenüber eine große Verantwortung: Sie müssen sie in das Leben einführen, befähigen, mit diesem Leben selbstständig zurechtzukommen, ihre Fähigkeiten zu entwickeln und ungesunden Verführungen zu widerstehen. Daraus ergibt sich zwangsläufig eine Beziehung, in der zwar beide gleich wertvoll sind, die Eltern aber mehr zu sagen haben als die Kinder und im Zweifel Entscheidungen treffen müssen, die den Kindern nicht gefallen: das Zimmer aufräumen, den Fernseher ausschalten, kein Handy haben, Hausaufgaben machen, ins Bett gehen. Diese Entscheidungen müssen Eltern durchsetzen, und daraus ergeben sich zwangsläufig Konflikte, die Eltern wie Kinder aushalten müssen.

Eltern, die die Freunde ihrer Kinder sind, begeben sich auf Augenhöhe. Sie haben Spaß mit ihren Kindern, aber sie stehen nicht mehr als diejenigen zur Verfügung, die die unangenehmen Entscheidungen treffen und dafür von den Kindern manchmal auch gehasst werden. Das ist aber wichtig, damit Kinder sich von ihren Eltern differenzieren und eines Tages ihren eigenen Weg suchen, der ganz anders als der ihrer Eltern sein kann. Behandeln Eltern ihre Kinder wie Gleichberechtigte (Achtung: Das bedeutet nicht »Gleichwertige«! Das sind Kinder so oder so, auch wenn sie weniger Rechte haben), dann nehmen sie ihnen die Chance, sich an den Eltern zu reiben und sich von ihnen zu differenzieren. Sie nehmen ihnen einen Teil ihrer Selbstständigkeit, manchmal auch einen Teil ihrer Fähigkeiten, die sich eben oft in Auseinandersetzungen entwickeln und nicht im harmonischen Miteinander, in dem alles in Ordnung ist und nichts erwartet wird.

In diesen Fällen benutzen Eltern ihre Kinder indirekt für ihr eigenes Wohlergehen. Denn es ist natürlich viel angenehmer, eine konfliktfreie Zeit miteinander zu verbringen und Kinder zu haben, die einen toll finden, als Kinder, die sauer auf einen sind und die Eltern der besten Freunde viel cooler und netter finden. Auch das kann bei Kindern zu Traumafolgestörungen führen, obwohl es in keiner Situation zu einer spürbaren Auseinandersetzung kam, ganz im Gegenteil. Es hat aber die Führung gefehlt, die Sicherheit gibt. Kinder, die die Freunde ihrer

Eltern waren, haben häufig kein solides Fundament und sind Herausforderungen gegenüber nicht gut aufgestellt, wenn sie sie später allein meistern müssen.

Bindungstraumata

Bindungstraumata entstehen, wenn grundlegende Bedürfnisse eines Kindes von seinen wichtigsten Bezugspersonen nicht erfüllt werden. Man liest häufig, Kinder bräuchten viel Liebe und Aufmerksamkeit. Ich bin mit diesen Begriffen nicht glücklich, weil sie sehr oft missverstanden werden. Liebe ist vor allem ein Gefühl, und fast alle Eltern lieben ihre Kinder sehr. Das bedeutet aber nicht zwangsläufig, dass sie auch das Richtige für ihre Kinder tun. Was wir als Ausdruck von Liebe verstehen, kann in manchen Momenten genau das Falsche sein: ein Kind drücken oder liebkosen, wenn es zum Beispiel müde ist und Ruhe bräuchte, schadet ihm mehr, als es nützt, und nützt nur den Eltern, die sich an dem Kind erfreuen. Aufmerksamkeit allein ist ebenfalls nicht immer gesund für die Entwicklung eines Kindes. Erhält es ausschließliche Aufmerksamkeit in allen Situationen, erfährt es keine Grenzen, die in einer liebenden Beziehung ebenfalls notwendig sind. Säuglinge und kleine Kinder brauchen letztendlich relativ wenig, solange es das Richtige ist.

Sicherheit und Beachtung

Die beiden zentralen, also lebenswichtigen Bedürfnisse sind Sicherheit und Beachtung. Sicherheit bedeutet: Ich kann sicher sein, dass mir nichts Schlimmes passiert. Meine Bezugspersonen passen darauf auf, bei ihnen bin ich sicher. Denn Kinder spüren schnell, dass die Welt kein sicherer Ort ist. Man kann vom Wickeltisch fallen, sich wehtun, ein naher Angehöriger stirbt. Deshalb müssen Kinder wissen und spüren, dass ihre Eltern wissen, wo es langgeht. Dass Eltern dafür manche Dinge verbieten, wie auf dem Fensterbrett zu balancieren, und Grenzen setzen wie, nicht mit Mamas Handy zu spielen, gehört dazu. Sicherheit bedeutet auch: Auch wenn ich mal einen schlechten Tag habe, wir Streit hatten, werde ich geliebt. Vielleicht schimpft jemand mit mir. Aber wenn ich mir wehgetan habe, ist jemand für mich da.

Beachtung bedeutet, dass ein Kind eine ganz besondere Form von Aufmerksamkeit bekommt, die neutral, aber sehr interessiert ist. Beachtung wertet nicht. Sie will in Kontakt sein. Könnte Beachtung sprechen, würde sie sagen: »Hey, wer bist du denn! Erzähl mal, zeig es mir mal! Ich interessiere mich für dich und dafür, wie du bist.« Dieses Interesse bewertet nicht. Es sagt nicht: »Du siehst toll aus!«, oder: »Du bist das schlaueste meiner Kinder!«, oder: »Du bist wie der Opa«, oder: »Du hast aber abstehende Ohren, die müssen wir richten lassen.« Eltern, die ihren Kindern Beachtung schenken, erfüllen ihnen auch nicht zwangsläufig jeden Wunsch. Sie können sagen: »Ich sehe, dass du jetzt mit mir spielen willst. Aber ich koche gerade. Wenn du möchtest, kannst du mir helfen oder in der Küche mit den Töpfen spielen.« Erhalten Kinder diese Sicherheit und Beachtung, sind sie vor Bindungstraumata sicher.

Bindungstraumata sind noch wahrscheinlicher, wenn Eltern in ihrem Verhalten ambivalent oder abwesend sind. Vermeiden Eltern Blickkontakt, reagieren sie nicht, wenn ein Kind sich in Gefahr fühlt, verzweifelt oder verletzt ist, sind sie mal so und mal so, ganz unvorhersehbar, reagieren sie mal zärtlich und liebevoll und in einer ganz ähnlichen Situation gereizt oder gar gewalttätig, sind sie »gar nicht richtig da«, weil sie voller Sorgen, selbst traumatisiert, psychisch krank oder abhängig sind – dann machen Kinder die Erfahrung, dass Beziehungen nicht sicher sind, dass sie abgewiesen werden, unerwünscht und im Zweifel auf sich selbst angewiesen sind. Dann entstehen Bindungsstörungen, die wie Traumata wirken.

Unfälle

Unfälle gehören zu den klassischen Situationen, nach denen man an ein Trauma denkt. Autounfälle, Stürze, auch mit dem Fahrrad oder auf einer Treppe, Verletzungen beim Sport, Unfälle im Haushalt, bei denen man vielleicht lange auf Hilfe warten musste, all das kann als traumatisch erlebt werden. Dabei ist nicht die Schwere des Unfalls entscheidend. Wenn sich eine Fußballerin vor einem wichtigen Spiel verletzt und dadurch ihre Karriere gefährdet sieht, ein Elektriker bei der Arbeit einen Stromunfall hat, wenn jemand auf der Autobahn durch eine Vollbremsung einen Unfall gerade noch vermeiden konnte, wenn jemand von einer Leiter stürzt und sich drei Rippen bricht oder wenn jemand beim Wandern einen Abhang hinunterstürzt – das kann ein Trauma sein, muss aber nicht.

Traumata im medizinischen Kontext

Medizinische oder zahnmedizinische Eingriffe können ebenfalls traumatisieren. Wer medizinische Hilfe braucht, ob geplant oder ungeplant, ist in einem besonderen Maß auf andere angewiesen und oft in einer Situation der Hilflosigkeit. Ob diese Situation objektiv hilflos ist, wie zum Beispiel nach einer Verletzung, durch die man sich nicht bewegen kann, oder beim Zahnarzt, wo es schwer ist zu sprechen, wenn der Mund weit offen ist – man aber jederzeit aus dem Stuhl aufstehen oder sich durch Bewegungen bemerkbar machen könnte – spielt für die Frage, ob sich ein Trauma entwickelt, keine Rolle.

Immer häufiger wird inzwischen auch über Traumata unter der Geburt gesprochen. Geburtssituationen können nicht nur für die Mutter, sondern auch für das Neugeborene traumatisch sein. Auch der anwesenden Vater kann die Geburt als traumatisch empfinden, gerade, wenn er den Eindruck hat, bei der Geburt gehe etwas schief, oder er die Partnerin leiden sieht und nichts für sie tun kann.

Operationen und auch medizinische Untersuchungen führen manchmal zu Traumata. Besonders schwierig sind für viele Menschen Untersuchungen am oder im Unterleib oder am Kopf.

Sogar während einer Narkose kann es zu psychischen Verletzungen kommen. Untersuchungen zeigen, dass das Unterbewusstsein auch während einer Vollnarkose zumindest einen Teil dessen aufnimmt, was in der Umgebung gesprochen wird, und darauf reagiert, während das Bewusstsein davon gar nichts mitbekommt. Auch medizinische Notfallsituationen können ein Trauma auslösen – wenn Helfer überfordert sind oder man lange in der Notaufnahme liegt und niemand kommt.

Naturkatastrophen

Erdbeben, Erdrutsche, Überschwemmungen, aber auch schlimme Gewitter, die man im Wald in einer Hütte erlebt, Blitzeis auf einer Autobahn und das Warten in einem kalten Fahrzeug, bis Rettungskräfte da sind – all das sind Erfahrungen, die Spuren hinterlassen können. Auch auf hoher See kann man die Gewalt der Elemente manchmal spüren, in einer Berghütte kann man vom Schnee eingeschlossen werden. Auslöser gibt es viele.

Hitze, Kälte, Geräusche, Licht

Gerade auf kleine Kinder können langanhaltende Kälte, extreme Hitze (zum Beispiel im Sommer in einem Auto, aber auch zuhause) oder Gewitter traumatisierend wirken, wenn sie einen bedrohlichen Charakter haben. Ein Kind kann sich dagegen nicht wehren und es kann das Erlebte auch nicht vernünftig einordnen. Es weiß nicht, dass es zwei Stunden später zuhause wieder kühler ist oder das Blitz und Donner ganz normale Phänomene sind. Ähnlich ist es mit abrupten Geräuschen, zum Beispiel einem lauten Knall, oder dem Schreien der Eltern bei einem heftigen Streit.

Schwere Verluste

Auch der Verlust eines geliebten Wesens ist eine Erfahrung, die man akzeptieren muss und mit der man umzugehen lernen muss. Es ist nicht zu ändern. Ob ein Elternteil gestorben ist, ein Kind verunglückt, der Partner, dem man das ganze Glück in die Hände gelegt hat, gegangen ist oder ein geliebtes Haustier gestorben ist – Verluste können tiefe Verletzungen auslösen, auch wenn wir alle wissen, dass sie unausweichlich sind. Am schwersten zu verkraften sind der Verlust einer wichtigen Bezugsperson für ein noch junges Kind und der Verlust eines Kindes für seine Eltern. Dabei kann Verlust auch bedeuten, dass ein Mensch ganz aus dem Leben verschwindet, wie es manchmal Kinder nach Trennungen der Eltern erleben.

Verlassen-Sein

Menschen, und ganz besonders Kinder, sind auf den Schutz der Gemeinschaft angewiesen. Biologisch gesehen sind Menschen Großgruppentiere, genauso wie ihre nächsten Verwandten, die Menschenaffen. Nur in der Gruppe konnten sich Menschen gegen viel stärkere Raubtiere durchsetzen, nur in der Gruppe konnten sie erfolgreich jagen oder Ackerbau betreiben. Allein sind Kinder nicht in der Lage, durchs Leben zu kommen. Sie können ihren Lebensunterhalt noch nicht verdienen, sie wissen nicht, wo Gefahren lauern. Sie sind darauf angewiesen, dass Erwachsene oder auch ältere Kinder ihnen den Weg zeigen, sie warnen und vor Gefahren beschützen. Darum ist die Erfahrung, allein gelassen zu sein, gerade für kleine Kinder sehr bedrohlich. Wacht ein Baby auf, während die Mutter schnell zum Bäcker gegangen ist, und bekommt ein paar Minuten lang auf sein Schreien keine Resonanz, nicht einmal ein »Ich höre dich, ich komme gleich«, kann das für das Kind eine traumatische Erfahrung sein.

Sekundäre Traumata

Bisher haben wir über Erfahrungen gesprochen, die man selbst macht. Nicht selten werden Menschen aber auch sekundär traumatisiert, das heißt durch Ereignisse, die sie miterleben, ohne direkt betroffen zu sein, oder solchen, von denen sie erfahren.

Das kann sogar Psychotherapeuten passieren, die mit schwierigen Lebensgeschichten konfrontiert werden und nicht gut darauf vorbereitet sind. Auch Rettungskräfte sind gefährdet. Nach dem ICE-Unfall von Eschede mit 101 Toten hat etwa die Hälfte der Ersthelfer eine posttraumatische Belastungsstörung entwickelt. Sogar Fernsehbilder können traumatisierend wirken. Zum ersten Mal habe ich das miterlebt nach dem Attentat auf die Zwillingstürme in New York. Viele Menschen konnten danach keine Flugreise mehr unternehmen, weil sie Panik hatten. Auch während der Corona-Pandemie haben viele Fernsehbilder Traumata ausgelöst. Menschen fühlten sich, als hätten sie selbst das Schlimme erlebt, das sie gesehen haben.

Wir wissen, dass auch Kinder von traumatisierten Eltern häufig Traumafolgestörungen entwickeln. Die Gründe sind vielfältig. So haben Eltern mit Bindungstraumata häufig große Schwierigkeiten, ihren eigenen Kindern sichere Bindungen anzubieten. Wer sich selbst nicht geliebt fühlt oder Sorge hat, dass der geliebte Mensch jederzeit abhandenkommen kann, ist auch dem eigenen Kind gegenüber unsicher. Verspiele ich seine Liebe, wenn ich streng zu ihm bin? Verwöhne ich es zu sehr, wenn ich es nachts herumtrage? Die guten Grenzen sind für unsicher oder ambivalent gebundene Eltern schwer wahrzunehmen, und manchmal schwanken sie zwischen zu großer und zu geringer Fürsorge.

Andere Eltern, die mit Gewalt aufgewachsen sind, geben diese weiter – einfach, weil sie es so gewohnt sind. Häufig brennen ihnen die Sicherungen schnell durch, sie sind, zum Beispiel, wenn ein Säugling schreit, schnell am Rand ihrer Belastbarkeit und reagieren dann ebenfalls mit Gewalt, nicht selten völlig hilflos und überfordert. Sie schreien vielleicht, schlagen Türen oder werden sogar handgreiflich.

Auch die Schrecken, die zum Beispiel die Kriegsgeneration erlebt hat, leben oft in ihren Kindern und manchmal auch noch in ihren Enkeln fort. Der Verlust geliebter Menschen oder der Heimat, die Angst in den Bombennächten wirken fort. Die Generation der zurzeit 60-Jährigen erhält in diesem Zusammenhang gerade Aufmerksamkeit. Oft aufgewachsen mit Eltern, die für alle materiellen Bedürfnisse gesorgt haben, aber emotional wenig anwesend oder ansprechbar waren, haben sie aufgrund des damit verbundenen empfundenen Alleinseins häufig ebenfalls Bindungstraumata erlitten. Zurzeit beschäftigen sich Forscher mit der Frage, ob Traumata »vererbt« werden, also in die Gene eingeschrieben werden. Erste Anzeichen scheint es dafür zu geben. Was wir aber sicher wissen: Traumatisierte Eltern haben eine veränderte Körperchemie. Ihr Körper schüttet mehr und schneller Stresshormone aus, als es bei gesunden Eltern der Fall ist, und das beeinflusst auch das Sicherheitsgefühl ihrer Kinder.

Was passiert im Gehirn?

Traumata sind keine rein psychischen Phänomene. Sie sind nicht subjektiv, rein geistig. Ihre Spuren finden sich im Gehirn, das von Natur aus anpassungsfähig ist und sich mit neuen Herausforderungen immer wieder verändert. Diese Fähigkeit wird Plastizität genannt und inzwischen weiß man: Das Gehirn kann sich bis ins hohe Alter verändern, in seiner Funktionsweise, aber auch in seinem strukturellen Aufbau. Das bedeutet: Das Gehirn eines traumatisierten Menschen funktioniert wirklich anders als das eines gesunden oder von einer Traumatisierung genesenen Menschen, und es baut bestimmte Strukturen anders auf. Es ist aber genauso gut in der Lage, sich wieder ins Positive zu verändern, zu gesunden, beschädigte Funktionen zu ersetzen oder wiederherzustellen und neue Verbindungen zu schaffen. Das erklärt, dass neben den klassischen Veränderungen, über die ich in diesem Abschnitt schreibe, auch posttraumatisches Wachstum möglich ist. Dazu findest du mehr im Kapitel »Was sind die Folgen von Traumata?« (Seite 30)

Wie reagiert das Gehirn auf ein traumatisches Erlebnis?

Normalerweise werden Informationen aus der Umwelt von den Sinnesorganen aufgenommen und in Form von elektrischen Impulsen an das Gehirn weitergeleitet: Was wir sehen, hören, riechen,

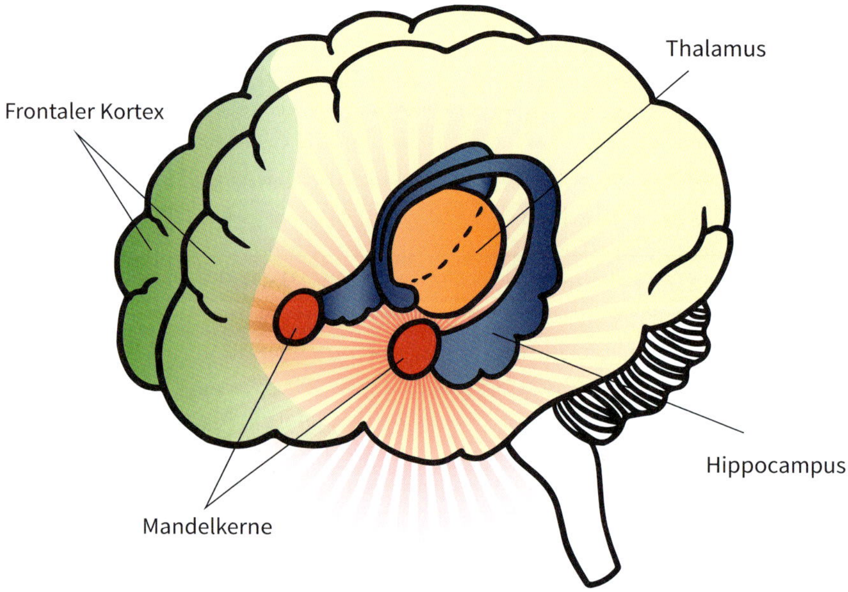

schmecken und spüren, gelangt so in den *Thalamus*, eine Struktur in den tiefen Schichten des Gehirns, der aus den verschiedenen Eindrücken eine Gesamterfahrung bildet. Von dort aus wird die Information weitergeleitet:

- einerseits über den *Hippocampus* in tiefe Bereiche des Gehirns, die *Mandelkerne* (die so heißen, weil sie wie zwei Mandeln aussehen),
- andererseits in den *Kortex*, also den evolutionsbiologisch jüngeren Teil des Gehirns. Im Kortex erfolgt das chronologische Speichern von Informationen und Erinnerungen (was ist wann passiert und warum, was war davor und was danach, wie ist es ausgegangen, wie sehe ich das aus der Perspektive von heute?). Zugleich übt der Kortex Kontrollfunktionen aus, die logisch und rational sind.

Man könnte sagen, im Kortex, und besonders im frontalen Kortex über den Augen, sitzt ein Kontrollzentrum, das Erlebnisse in einen Zusammenhang einordnet, bewertet und daraus vernünftige Entscheidungen ableitet. Die Informationen, die diesen Entscheidungen zugrunde liegen, nennt man das »kalte« Gedächtnis. Es zeichnet sich dadurch aus, dass die dort gespeicherten Erinnerungen immer wieder neu bewertet und überarbeitet werden. Sie werden mit neuen Erfahrungen abgeglichen und verändern ihre Bedeutung. Und die Emotionen, die damit verbunden waren, kühlen im Laufe der Zeit immer mehr ab. Traumatische Erfahrungen erreichen den Kortex nicht. Sie werden zwischengespeichert und immer wieder reaktiviert, wenn etwas an das Trauma erinnert und es triggert.

Die Mandelkerne wirken wie ein Feuermelder. Sie geben Alarm, viel schneller, als eine Information in den Kortex gelangt und dort verarbeitet werden kann. Die Mandelkerne reagieren auf einfache Auslöser, sogenannte Trigger, die aus früheren Erfahrungen übriggeblieben sind. Der Alarm geht los, es werden Stresshormone ausgeschüttet und der Körper legt den Sprint seines Lebens hin – oder erstarrt.

Nehmen wir ein Beispiel (alle Namen in den Fallbeispielen wurden geändert):

Alexander hat als Kind erlebt, wie die Scheune auf dem elterlichen Bauernhof abgebrannt ist. Mitten in der Nacht hat ihn seine Mutter aus dem Bett gerissen und ist mit ihm aus dem Haus gerannt. Die Scheune direkt nebenan brannte, er hörte das Muhen der Kühe, sein Vater und der Großvater versuchten, die Scheunentür zu öffnen, um die Tiere zu retten, aber erfolglos. Das Feuer war schon zu stark. Die Feuerwehr kam mit Sirenengeheul herangefahren, erst ein Löschwagen, dann ein zweiter und weitere Fahrzeuge, auch ein Krankenwagen, und Menschen liefen hin und her. Er selbst stand ein großes Stück abseits mit der Oma und seiner kleinen Schwester, im Schlafanzug, unter Schock. Ihm war klar, dass die Kühe starben, und er fühlte sich wie betäubt, hilflos und verzweifelt. Die Luft roch nach Rauch, die Nacht war erfüllt vom Flackern der Flammen und dem Blaulicht der Rettungsfahrzeuge, er hörte die Rufe der Menschen, das Brüllen der Tiere, sah die Feuerwehrleute mit Helmen und Schläuchen, die versuchten, das Feuer zu löschen und das Wohnhaus zu retten. Plötzlich ergriff ihn Panik. Wo war die kleine Katze? Er hatte sie nicht gesehen, und ohne nachzudenken, wollte er zum Feuer stürzen, um sie zu suchen. Die Großmutter hielt ihn mit Gewalt zurück und schimpfte, er müsse hierbleiben, die Katze werde sich schon selbst retten. Aber die Angst blieb, und erst am nächsten Tag tauchte das Kätzchen wieder auf, als der Brand schon längst gelöscht war und die Feuerwehr noch Wache hielt, damit das Feuer nicht wieder ausbrach.

Wenn eine Erfahrung so überwältigend ist wie diese, ein Mensch keine Möglichkeit hat zu handeln, um beispielsweise die Kühe oder das Kätzchen zu retten, die in seiner Vorstellung zum Opfer der Flammen werden, ist auch das Gehirn überfordert. Die Zusammenarbeit der verschiedenen Bereiche funktioniert nicht mehr reibungslos. Die Sinneseindrücke kommen im Thalamus an, gelangen in den Hippocampus, der an der Bildung von neuen Erinnerungen und Lernen beteiligt ist, überfluten die Mandelkerne und sorgen dann für eine Art Blackout. Die Weiterleitung in den Kortex wird blockiert und die Erfahrung bleibt in den tiefen Schichten des Gehirns hängen. Die sinnlichen Informationen werden möglicherweise fragmentiert, das heißt, sie werden in Einzeleindrücken gespeichert: Der Geruch wird getrennt von den Bildern und dem körperlichen Gefühl abgespeichert. Die Erfahrung erreicht das kalte Gedächtnis nicht, wo sie überarbeitet und verarbeitet werden könnte.

Traumagedächtnis

Diese Form der Verarbeitung im Gehirn ist gut für den Schutz vor Gefahren. Der zugrunde liegende Mechanismus ist keine Erfindung der Neuzeit. Er prägt nicht nur das Verhalten von uns Menschen, sondern das aller Säugetiere, die damit vor Gefahren, zum Beispiel durch Raubtiere, gewarnt werden. Denn wenn ein Steinzeitmensch einem Säbelzahntiger begegnete, ging es darum, dass er sofort auf einen Baum springen konnte, ohne lange nachzudenken: Beim ersten eindeutigen Anblick eines Säbelzahntigers erfolgt eine Überflutung des Gehirns, die Rettung durch den Sprung auf den nächstgelegenen Baum – und bei jedem weiteren Treffen sorgen die Feuermelder, die Mandelkerne, dann dafür, dass der Körper schon losrennt, bevor der Kortex überhaupt verstanden hat, dass da gelbe Streifen aus dem Gebüsch leuchten.

Im Fall von Alexander hat aber der Feuermelder noch viele Jahre nach dem Brand in Situationen Alarm geschlagen, die gar nicht gefährlich waren, zum Beispiel, wenn er bei seinem Freund war und dessen Eltern im Garten den Grill anfeuerten. Der Geruch des Feuers ließ sein Herz ganz schnell schlagen, er bekam Panik und rannte aus dem Haus. Und auch wenn er Sirenen hörte, wurde er sofort unruhig oder starr. Es brauchte jedes Mal lange, bis er sich wieder beruhigt hatte. Das lag daran, dass sein »heißes« Gedächtnis diese Informationen annahm und auf sie reagierte.

Das »heiße« Gedächtnis ist das Traumagedächtnis. Es äußert sich in einer extremen Aktivität der Mandelkerne, ganz ohne Verbindung zum Kortex, der in der Lage wäre, den Feuergeruch aus dem Garten richtig einzuordnen. Der Kortex würde sagen: Das ist kein gefährliches Feuer, es ist der Grill, auf den wir später unsere Würstchen und Steaks legen. Das heiße Gedächtnis kann diese Einordnung aber nicht leisten. Es hat keine Verbindung zu anderen Gedächtnisinhalten. Es wird an den schrecklichen Brand erinnert und reaktiviert die Erfahrung und die Gefühle von damals eins zu eins.

Frühe Traumata

Es gibt auch Traumata, die nicht bewusst erinnerbar gespeichert werden. Das gilt für fast alle Traumata, die vor dem 3. Geburtstag erlebt wurden. Das Gehirn ist noch nicht genug ausgereift, um episodische Erinnerungen abbilden zu können. Sinnliche Erfahrungen bilden noch kein Gesamtbild, das als solches gespeichert und später als Bild mit Ton und Geruch oder als Film erinnert werden kann. Wenn in diesem Alter ein Trauma erlebt wird, bleibt eine körperliche Erinnerung, ein Gefühl, das häufig sehr stark und einflussreich ist, aber nicht zugeordnet werden kann. Und bei massiven Traumata, vor allem solchen, die mit schwerer körperlicher oder seelischer Gewalt zu tun haben, kommt es häufig zu einer starken Zersplitterung. Die Erinnerungen werden so stark voneinander getrennt, dass es nur sehr schwer möglich ist, daraus wieder eine komplette Erinnerung zu formen, die die immer wieder auftauchenden Symptome und Beschwerden erklärt.

Was passiert im Körper?

Auch der Körper reagiert auf eine traumatische Situation. Die Stresshormone Cortisol und Adrenalin werden blitzartig ausgeschüttet, das Herz fängt an zu rasen, die Muskeln spannen sich an, die Hände werden kalt oder fangen an zu schwitzen, der Verstand wird ausgeschaltet. Bei Erinnerungen sind die Gefühle von damals plötzlich wieder da, genauso, als wäre keine Sekunde Zeit seitdem vergangen, und der Körper reagiert automatisch. Wenn dann, um in unserem Beispiel zu bleiben, Alexander kurze Zeit später merkt, dass der Geruch vom Grill kommt, ist der körperliche Alarm schon längst ausgelöst, sein Herz rast noch, der Appetit ist weg, die Angst da, wider jede Vernunft, und es dauert lange, bis wieder Ruhe einkehrt.

Was passiert, wenn diese Stresshormone den Körper fluten? Der Körper bereitet sich auf Kampf oder Flucht vor – die biologischen Reaktionen auf lebensbedrohliche Situationen. Die Muskeln werden sofort angespannt, manchmal so stark, dass sie zu zittern beginnen. Außerdem wird die Durchblutung in den feinen Äderchen reduziert, besonders an den Händen und Füßen. Der Vorteil: Bei einer Verletzung blutet man nicht so sehr. Auch das Hirn wird weniger durchblutet. Logisches Denken ist jetzt nicht vorgesehen, stattdessen reagiert der Körper reflexartig. Der Herzschlag beschleunigt sich, damit alle Muskeln mit dem nötigen Sauerstoff versorgt werden. Auch die Atmung beschleunigt sich. Stoffwechselfunktionen wie Verdauung oder Entgiftung werden maximal heruntergefahren, damit alle Energie zur Verteidigung oder Flucht zur Verfügung steht. Auch die Libido wird auf null gefahren. Konzentration fällt schwer, der Körper ist in Aufruhr. Er ist nun vorbereitet auf maximale Bewegung, um das Leben zu retten.

Neben Kampf oder Flucht gibt es noch eine dritte mögliche Reaktion, die mit anderen körperlichen Reaktionen verbunden ist: das Totstellen. Sind in der traumatischen Situation weder Kampf noch Flucht möglich, zum Beispiel während einer langen Gefangenschaft oder Folter, werden die vitalen Funktionen des Körpers auf ein Minimum heruntergefahren. Auch diese körperliche Reaktion ist bei maximaler Lebensgefahr aus biologischer Sicht sinnvoll. Taucht sie im Alltag auf, wenn eine traumatische Erfahrung getriggert wird, wird sie zum Problem.

Was passiert in der Psyche?

Auch Gedanken und Gefühle befinden sich während einer traumatischen Erfahrung im Ausnahmezustand. Die Gedanken frieren häufig fest. Entweder bleibt ein Gedanke hängen und verharrt in einer Art Zeitlupe, wie wenn man einen Film auf Standbild anhält. Oder es entsteht Leere. Keine Gedanken, einfach nichts, als würde man in einem Strudel fortgerissen, in dem Gedanken keine Rolle mehr spielen.

Auch die Gefühlswelt ist anders als bei anderen Erfahrungen. Entweder sind die Gefühle ungewohnt intensiv – heftige Angst, Panik, Schrecken, Verzweiflung oder Hilflosigkeit wie im Beispiel von Alexander. Oder man spürt nichts, als wäre auch bei den Gefühlen Leere. Manche Menschen beschreiben nach einem Trauma, dass sie einfach gehandelt haben. Sie haben weder gedacht noch gefühlt, sondern haben einfach gemacht, wie ferngesteuert, oder sie haben gemerkt, wie sie erstarrt sind. Das Zeitempfinden hört auf. Es ist unmöglich zu sagen, ob die Situation eine Sekunde oder mehrere Stunden gedauert hat. Manche Menschen erleben sich wie in einem Nebel, andere erleben sich als extrem klar, als wären alle Eindrücke potenziert. Manchmal wird ein Gegenstand in der Umgebung extrem detailliert wahrgenommen, während der Rest aus dem Fokus verschwindet. Gelegentlich kommt es auch zu paradoxen Gefühlen, die Glück ähneln, auch wenn die Situation schrecklich ist.

Sicher ist: Es ist ein Ausnahmezustand, den es sonst nicht gibt und den man auch nicht absichtlich herbeiführen kann.

In der Folge kann die Psyche sehr unterschiedlich reagieren. Manchen Menschen erleben Erinnerungen an das Trauma, sogenannte Flashbacks, und sind in diesen Momenten dann stark belastet. Andere Betroffene, vor allem mit frühen oder sehr schweren Traumata, schwanken zwischen Momenten hoher Emotionalität, zum Beispiel Angst oder Wut, und langen Zeiten, in denen sie kaum etwas spüren und funktionieren. In diesen Zeiten können sie ihren Alltag perfekt regeln, sind häufig auch sehr leistungsfähig, man merkt ihnen nichts an.

Ich bin viele

Menschen, die gravierende Traumata erlitten haben, zum Beispiel schweren Missbrauch, können Brüche in ihrer Persönlichkeit erleben, die so wirken, als wären sie viele. Kindliche Anteile wechseln mit sehr erwachsenen und beschützenden, manchmal auch hoch aggressiven Anteilen, die wieder abgelöst werden von solchen, die den Alltag organisieren, also die Kinder in die Schule bringen oder arbeiten gehen. In einigen Fällen sind diese Anteile so stark voneinander getrennt, dass sie einander nicht erreichen können. Sie leben in einem Menschen wie mehrere verschiedene Personen in einer Wohngemeinschaft, die unterschiedliche Lebensrhythmen haben und sich zuhause nie begegnen. Nur das Geschirr in der Spülmaschine oder der Inhalt des Kleiderschranks zeigen, dass da noch jemand anderes ist.

Wie häufig sind Traumata?

Traumata gehören zu Erfahrungen, die wohl jeder Mensch schon einmal gemacht hat. Die meisten Menschen haben im Lauf ihres Lebens sogar mehrere Traumata erlebt. An manche erinnern sie sich regelmäßig. Andere sind mehr oder weniger in der Tiefe der Seele vergraben. Sicher ist: Wer ein Trauma erlitten hat, teilt diese Erfahrung mit den meisten Menschen in seiner Umgebung. Nach Studien haben wohl 75 Prozent der Menschen in Deutschland mindestens ein Trauma erlebt. Ein Viertel von ihnen entwickelt eine posttraumatische Belastungsstörung.

Ich schreibe dieses Buch im Jahr 2022. Die Coronapandemie und die große Zahl der aus der Ukraine geflohenen Menschen beschäftigen uns sehr. Ich glaube, dass sich die Zahl der Menschen mit einer posttraumatischen Belastungsstörung seit dem Beginn der Corona-Krise deutlich erhöht hat. Isolation, Angst um Angehörige, dramatische Zustände in Krankenhäusern, erschreckende Bilder im Fernsehen, ständige Warnungen vor gefährlicheren Virusvarianten, aber auch die Trennung oder gar Spaltung von Familien, und auch Einsamkeit haben bei vielen Menschen Spuren hinterlassen. Etwa zwei bis fünf Prozent aller Menschen im deutschsprachigen Raum litten auch vorher schon unter einer komplexen Traumafolgestörung. Durch die erhöhte Zahl geflüchteter Menschen dürften weitere dazugekommen sein. Wie sich die unterschiedlichen Störungen unterscheiden, sehen wir im Kapitel »Diagnosen bei Traumafolgestörungen«.

Gleichzeitig ist vielen Menschen nicht bewusst, dass sie traumatisiert sind. Sie erleben vielleicht, dass sie bestimmte Erlebnisse aus der Vergangenheit besonders belasten, dass seit einem bestimmten Moment alles irgendwie anders ist, sie selbst, die Gefühle und auch die Gedanken. Besonders häufig ist das so, wenn ein Bindungstrauma vorliegt. Denn das Erlebte war die Normalität, und es hat sich nicht besonders angefühlt. Die Symptome, die sie erleben, bringen sie deswegen nicht in einen Zusammenhang mit den Erfahrungen aus ihrer Kindheit. Ihre Eigenarten sehen sie eher als Ausdruck eines persönlichen Defizits, und nicht etwa Folge einer langandauernden ungesunden Erfahrung.

Was sind die Folgen von Traumata?

Wie wird ein Trauma natürlich verarbeitet? Was passiert, wenn das nicht geht? Was sind Risikofaktoren und was schützt vor einer Traumafolgestörung?

In diesem Kapital geht es um die natürliche Verarbeitung von traumatischen Erfahrungen und darum, was passiert, wenn diese nicht möglich ist. Aber wir schauen uns auch die Faktoren an, die das Entstehen einer posttraumatischen Störung erleichtern, wie auch jene, die davor schützen können.

Nicht jede stark belastende Erfahrung im Leben wird zu einem Trauma. Traumata sind seelische Katastrophen – was aber als Katastrophe empfunden wird, unterscheidet sich von Mensch zu Mensch. Die Aussage »Ereignis X ergibt Trauma« stimmt deshalb so nicht. Wenn zwei einen Brand überleben, kann einer ein Trauma davontragen, während der andere gesund bleibt. Und selbst wenn ein gleiches Ereignis für zwei Menschen traumatisierend ist, wird es nicht auf beide gleich wirken. Wir haben im letzten Abschnitt schon gesehen, dass nur etwa ein Viertel aller Traumata auch zu einer Traumafolgestörung führen, während die anderen ausheilen oder sogar zu posttraumatischem Wachstum, also zu einer Stärkung, führen. Und auch die Art der Traumafolgestörung unterscheidet sich von Mensch zu Mensch.

In den folgenden Abschnitten gehen wir der Frage nach, wie es dazu kommen kann, dass Menschen schlimme Erfahrungen so unterschiedlich verarbeiten, welche Faktoren vor posttraumatischen Belastungsstörungen schützen können und welche gefährlich sind.

Traumafolgen

Unter posttraumatischem Stress verstehen wir die Übererregung des Organismus nach einer traumatischen Erfahrung. Traumata aktivieren immer den Notfallmodus, der mit einer hohen Ausschüttung der Stresshormone Cortisol und Adrenalin einhergeht. Betroffene spüren diesen Stress meistens während der traumatischen Erfahrung noch nicht. Wer zum Beispiel bei einem Bergunfall den verletzten Freund birgt und in die Talstation trägt, wo er von Helfern übernommen und in den Rettungshubschrauber gebracht wird, wird wahrscheinlich erst dort spüren, unter welcher Anspannung Körper und Seele stehen. Man fühlt sich aufgewühlt, aufgeregt, kann erst einmal nicht zu schlafen, das Herz schlägt schneller als gewohnt und die Gefühle fahren Achterbahn.

Der normaler Verarbeitungsprozess braucht Zeit

Nach einem Trauma kann dieser Stress mehrere Tage oder auch einige Wochen andauern. Das ist befremdlich und anstrengend, aber in Ordnung. Die Erfahrung wirkt, vieles muss verarbeitet werden, der Schock muss sich erst lösen. Das braucht Zeit und ist Teil des normalen Verarbeitungsprozesses. Die meisten Traumata heilen innerhalb der ersten sechs Monate auf dieses Weise von allein aus. Nach und nach stellt sich wieder mehr Ruhe ein, das Ereignis bekommt seinen Platz und seine Bedeutung im eigenen Leben. Es wird mehr und mehr Teil des alltäglichen Lebens, aus dem man für eine gewisse Zeit herauskatapultiert wurde. Die traumatische Erfahrung führt zu Veränderungen, im Außen oder in der eigenen Persönlichkeit. Ich vermute, dass es keinen wirklich starken Menschen mit einer leichten Vergangenheit gibt. Das Überstehen von Katastrophen, auch gefühlten, gehört zu dem, was uns wachsen und weise werden lässt. Das heißt, schwierige Erfahrungen sind nicht per se schlecht. Sie können auch zu sehr guten Entwicklungen führen. Eltern stärken ihre Kinder also am besten, indem sie ihnen zutrauen, auch mit Schwierigkeiten zurechtzukommen, und ihnen nicht alles abnehmen. Dafür aber sollten sie emotional für die Kinder da sein, sie trösten, wenn sie traurig sind, sie lieben, auch wenn sie eine Fünf in Mathe haben, Milch mit Honig kochen, wenn das Bein gebrochen ist, aber nicht per se verhindern, dass ihre Kinder auf einen Baum oder ein Mäuerchen klettern.

Daueralarm als Traumafolgestörung

Erst wenn der Stress länger als ein halbes Jahr andauert, sprechen wir von einer Traumafolgestörung. Dann konnte das Trauma nicht vollständig verarbeitet werden. Die Mandelkerne sind immer noch auf Alarm eingestellt. Die Erfahrungen sind nicht im Zusammenspiel mit dem Kortex nach und nach ins kalte Gedächtnis überführt worden.

Posttraumatisches Wachstum

Die Erfahrung, eine Katastrophe nicht nur überstanden, sondern vielleicht auch bewältigt zu haben, gibt dem Selbst Kraft. Man hat sich bewiesen, wozu man in der Lage ist. Manche Menschen lernen während oder nach einer traumatischen Erfahrung sehr viel Neues, manche erleben sich selbst im Schmerz oder Loslassen als stärker, als sie bisher dachten. Sie fühlen sich gegen künftige Schwierigkeiten besser gewappnet und haben vielleicht den Eindruck, dass sie im normalen Leben nicht mehr viel umhauen kann. »Normale« Probleme kommen ihnen plötzlich banal vor, sie regen sich über Kleinigkeiten nicht mehr auf und sind belastbarer als früher.

Manche Menschen entwickeln eine große Dankbarkeit gegenüber dem Leben, das sie im Angesicht einer Katastrophe umso mehr schätzen gelernt haben. Manche Menschen können sich nun endlich entscheiden, das Leben in vollen Zügen zu leben. Vorher fühlten sie sich vielleicht ausgebremst, vielleicht immer achtend auf die Meinung von anderen oder ängstlich. Nach einem überstandenen traumatischen Erlebnis haben sie den Eindruck, dass das alles nichts mehr zählt, und sind bereit, sich zu zeigen oder endlich das zu tun, was sie eigentlich tun möchten. Beispielsweise berichten Menschen, eine schwere lebensbedrohliche Krankheit überstanden haben, davon, ein zweites Leben geschenkt bekommen zu haben, das sie ganz anders leben als das bisherige.

Welche Faktoren gefährden, welche schützen?

Wir kennen langfristige und kurzfristige Schutzfaktoren. Langfristige Schutzfaktoren können dazu führen, dass auch Erfahrungen, die gravierend sind, nicht als Trauma erlebt werden. Die Summe dieser Faktoren wird Resilienz (Seite 50) genannt. Sie wirkt wie ein psychisches Immunsystem. So wie ein starkes körperliches Immunsystem auch gefährliche Krankheitserreger abwehren kann, sorgt Resilienz dafür, dass die Psyche nicht so leicht verletzt wird. Resiliente Menschen sind deswegen auch gegen gravierende Einschläge im Leben besser gewappnet und verarbeiten sie weniger häufig als Trauma. Weil Resilienz ein so wichtiger Schutzfaktor ist, habe ich ihr ein eigenes Kapitel gewidmet, in dem du erfährst, woraus sie sich zusammensetzt und wie du sie stärken kannst.

Gefährdende Faktoren

Während Resilienz langfristig und die folgenden Faktoren kurzfristig schützen und helfen können, gibt es auch Faktoren, die die Gefahr einer Traumatisierung erhöhen.

Dazu gehört die Häufigkeit von Ereignissen. Rettungskräfte erleben zum Beispiel, dass sie mehrere Einsätze gut überstehen. Und bei einem weiteren, der vielleicht gar nicht viel schlimmer ist als die vorhergegangenen, klappt die Verarbeitung nicht mehr. Menschen, die mehrere schwere Verluste kurz nacheinander erleben, werden häufiger traumatisiert als solche, die für jede Verletzung ausreichend Zeit zum Verarbeiten haben.

Außerdem sind Traumata immer dann für die seelische Gesundheit gefährlicher, wenn nicht ein Ereignis dafür verantwortlich ist, das zufällig ist oder hinter dem zumindest kein Vorsatz steckt wie bei einem Unfall – sondern wenn das Trauma absichtlich oder sogar böswillig durch einen Menschen ausgelöst wurde. Ist dieser Mensch kein Fremder, sondern jemand, den man kennt und dem man vertraut oder der einen beschützen soll, verstärkt das die Gefahr einer Verletzung.

Schützende Faktoren

Wenn ein Trauma geschehen ist, können ebenfalls verschiedene Faktoren dabei helfen, dass das Trauma gut verarbeitet wird und es nicht zu einer Folgeerkrankung kommt.

Menschliche Nähe und Verständnis

Wer ein Trauma erlebt hat, braucht menschliche Nähe. Das bedeutet nicht nur, dass jemand da sein sollte. Wichtig ist auch, dass wirklich Nähe stattfinden kann. Die entsteht am einfachsten durch Körperkontakt, zum Beispiel eine Umarmung. Aber auch eine Hand, die ein Helfer nimmt, ein Arm, der um die Schultern gelegt wird, ruhig auch wortlos, kann das Gefühl auslösen, nicht allein zu sein. Dann kann sich der Aufruhr im Nervensystem leichter legen.

Genauso können Worte helfen. Diese sollten aber sparsam gewählt sein. Einerseits braucht es klare Ansagen wie »Wir gehen jetzt hier weg«, »Setz dich auf das Sofa, ich koche uns einen Tee«, »Du bist jetzt in Sicherheit«. Gleichzeitig ist es wichtig, die bestehende Nähe zu bestärken: »Ich bin bei dir,« »Ich bleibe heute Nacht hier,« »Ich helfe dir,« »Du kannst dich auf mich verlassen.« Helfer in einer Notfallsituation können Sicherheit geben, indem sie zum Beispiel sagen: »Das Schlimmste ist überstanden«, »Sie sind jetzt in Sicherheit«, »Wir sind gleich im Krankenhaus, wo schon alles vorbereitet ist, um Ihnen zu helfen.«

Gemeinschaft hilft, gerade mit Menschen, die wohlwollend und liebevoll sind. Wer gerade ein Trauma erlebt hat, darf auch jemanden anrufen, der noch gar nichts davon weiß, und um Hilfe bitten: »Ich habe gerade etwas Schlimmes erlebt. Kannst du bitte kommen und bei mir sein?«

Den Körper spüren

In der traumatischen Erfahrung spüren wir unseren Körper meistens nicht mehr. Das ist gut bei Verletzungen und Schmerzen, aber den Körper schnell wieder zu spüren, kann dabei helfen, das Trauma leichter zu überwinden. Eine kalte oder heiße Dusche tun gut, eine Nackenmassage oder dass ein lieber Mensch den Kopf hält. Auch den eigenen Körper mit den Händen intensiv abzurubbeln, bis die Haut prickelt, kann angenehm sein und die Verbindung zum Körper wieder ermöglichen.

Auf der anderen Seite spüren viele Menschen einen starken Drang nach intensiver Bewegung: losrennen, auf einen Boxsack einschlagen, sich komplett auspowern. Das ist gut und gesund, und wer den Impuls hat, mitten in der Nacht einen Berg hinaufzulaufen, sollte dem folgen, anstatt sich zur »Vernunft« zu mahnen. Es ist vernünftig, nach einer seelischen Verletzung genau das zu tun, was hilft, egal, wie komisch es aus der Perspektive eines neutralen Beobachters aussehen mag.

Gefühle zulassen und ausdrücken

Nach einem schrecklichen Erlebnis schreien oder weinen? Genau richtig. Gefühle zu unterdrücken schadet in dieser Phase. Auch wenn in unserer Kultur oft schnell eine Beruhigungsspritze gegeben wird, wenn jemand im emotionalen Ausnahmezustand ist, ist das Gegenteil richtig. Die Gefühle rauslassen, auch wenn es laut wird. Am besten in der Gegenwart von jemandem, der das gut aushält und bei einem bleibt. Aber auch draußen in der Natur, im Wald oder allein im Auto.

Auch eigenartigen Impulsen folgen

Jeder Mensch verarbeitet ein Trauma anders. Es gibt keine klaren Regeln. Aber die Seele gibt meistens klare Signale. Manchen Menschen spüren den Drang zu verreisen, sich einfach mal für eine Zeit aus dem Alltag auszuklinken. Andere wollen alte Freunde wiedersehen oder endlich einen langgehegten Traum Wirklichkeit werden lassen: ein Motorrad kaufen, den alten Schuppen renovieren, mit der lange geplanten Diät anfangen, einen Garten anlegen, eine Firma gründen. Wieder andere möchten sich in die Ruhe eines besonderen Ortes zurückziehen, zum Beispiel in ein Kloster oder einen anderen spirituellen Raum – oder in die Einsamkeit der Natur. Dann wandern sie auf Berge, suchen sich eine einsame Bucht am Meer oder einen alten Baum im Wald, an dessen Rinde gelehnt sie den ganzen Tag über sitzen. All diese Impulse zeigen an, was der Heilung hilft, und es ist gut, ihnen zu folgen, egal wie eigenartig sie erscheinen.

Sich bewegen

Intensive Bewegung hilft dabei, Spannung im Körper abzubauen. Darum ist Bewegung nach einer traumatischen Erfahrung immer gut. Es ist völlig egal, was für eine Art von Bewegung das ist. Kräftig schwitzen, danach k.o. sein, das reicht schon. Abtanzen in der Disko, ein Workout in der Muckibude, eine Stunde Zumba vor dem PC, Joggen oder Radfahren: Was auch immer leicht geht und machbar ist, ist hilfreich, am besten täglich.

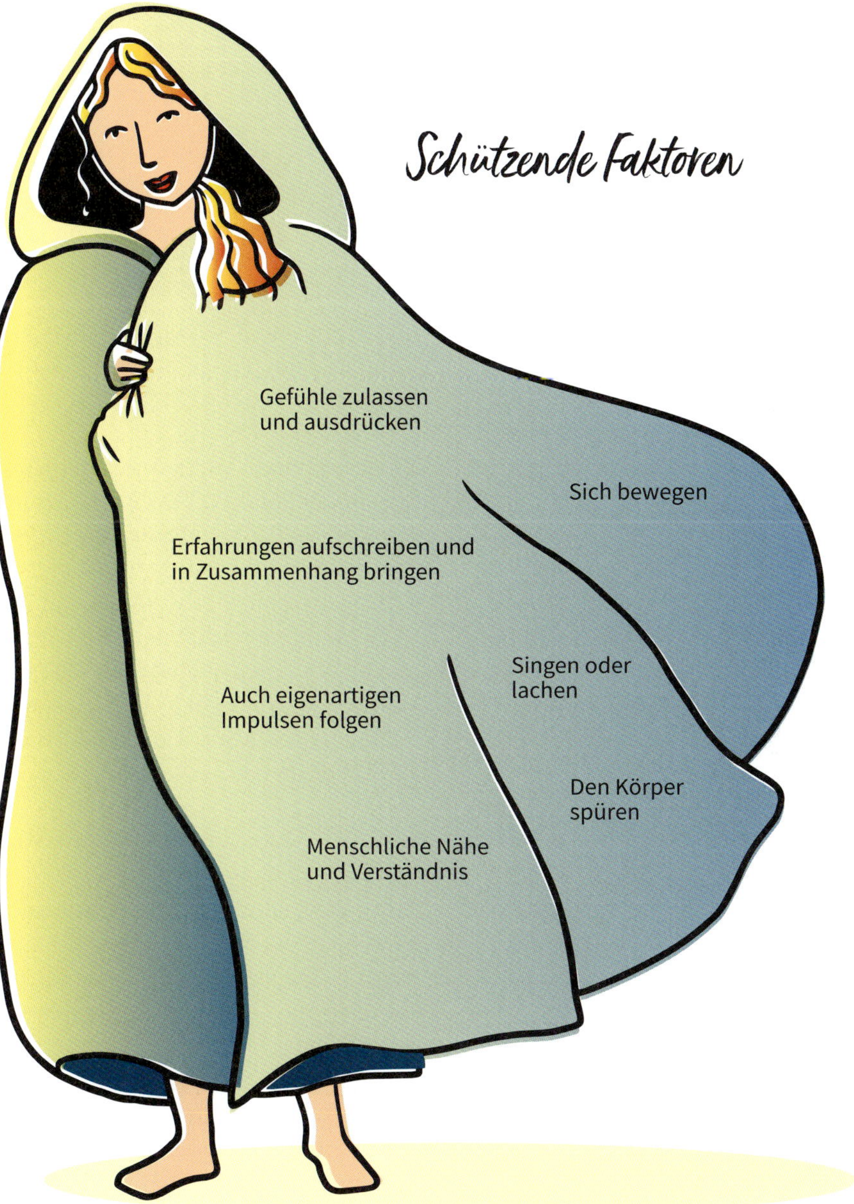
Schützende Faktoren
Gefühle zulassen und ausdrücken
Sich bewegen
Erfahrungen aufschreiben und in Zusammenhang bringen
Singen oder lachen
Auch eigenartigen Impulsen folgen
Den Körper spüren
Menschliche Nähe und Verständnis

Erfahrungen aufschreiben und in Zusammenhang bringen

Auch wer bisher noch nicht Tagebuch geschrieben hat, spürt oft Erleichterung, wenn er die Erfahrung zu Papier bringen kann. Dabei geht es weniger darum, sie aus dem Kopf zu bekommen, als vielmehr darum, sie zu realisieren und sich darüber klar zu werden, dass es wirklich passiert ist. Das hilft beim Integrieren der Erfahrung in die eigene Lebensgeschichte. Außerdem kann das Schreiben dabei helfen, das, was geschehen ist, zu verstehen und die Erinnerung zu vervollständigen.

Singen oder Lachen

Vielleicht klingt es auf den ersten Blick makaber, nach einem traumatischen Erlebnis lachen zu sollen. Aber Lachen hilft dabei, den Alarmmodus des Körpers zu stoppen und damit die Gefahr von bleibenden seelischen Verletzungen zu reduzieren. Darum finde ich es zum Beispiel gut und richtig, wenn auch bei einer Beerdigung beim Kaffee trinken gelacht wird. Das bedeutet ja nicht, dass man den verstorbenen Menschen nicht geliebt hat oder nicht vermisst. Es hilft dabei, den Verlust zu verkraften und danach wieder ins Leben zu finden. Singen hat einen ähnlichen Effekt, und besonders leicht geht es, wenn man Musik hört, die man kennt und bei der man mitsingen kann – unter der Dusche, allein im Auto oder im Wohnzimmer. Manche Menschen müssen in Schocksituationen spontan lachen. Das ist in Ordnung, dafür sollte man sich auf keinen Fall schämen, im Gegenteil. Es ist ein Zeichen dafür, dass sich der Körper hilft.

Einfache und komplexe Traumafolgestörungen

Wenn ein Trauma nicht natürlich ausgeheilt ist, können unterschiedliche Formen von Krankheiten daraus entstehen. Man unterscheidet hier zwischen einfachen und komplexen Traumafolgestörungen.

Einfache Traumafolgestörungen beziehen sich in der Regel auf ein einmaliges und klar definierbares traumatisches Erlebnis. Übererregung, Angst und Bilder des Erlebnisses können klar miteinander in Verbindung gebracht werden. Die Symptome tauchen manchmal im Alltag auf und können dann auch sehr belastend sein. In anderen Situationen fühlt sich das Leben an wie vorher.

Komplexe Traumafolgestörungen wirken noch tiefer in den Alltag und in die Persönlichkeit hinein. Die emotionale Welt gerät durcheinander: Man ist auch in ganz alltäglichen Situationen reizbarer oder spürt gar nichts mehr, der Schlaf kann dauerhaft gestört sein, andere Betroffene fühlen sich ständig müde. Eine komplexe Traumafolgestörung kann auch durch eine einmalige Erfahrung hervorgerufen werden. Häufiger tritt sie aber nach einem Bindungstrauma, einem frühen Trauma in der Kindheit oder wenn viele traumatische Erfahrungen zusammengekommen sind, auf.

Trigger holen das Trauma zurück

Allen Traumafolgestörungen ist gemeinsam, dass sogenannte Trigger, also Auslöser, im Alltag das Trauma zurückholen können. Meistens sind das Dinge, denen man nicht immer aus dem Weg gehen kann. So reagierte eine meiner Patientinnen, die Gewalt durch Verwandte erfahren hatte, auf eine bestimmte Form von Männerschuhen mit Panik. Eine andere wurde von einem bestimmten Geruch in ein altes Gefühl zurückgeworfen. Ein Patient reagierte auf Kolleginnen in seinem Unternehmen mit extremen Aggressionen, wenn diese ihn in Blick oder Tonfall an seine Mutter erinnerten. Ein Patient, der einen Autounfall übererlebt hatte, als ein Auto aus einer Seitenstraße geschossen war und ihm die Vorfahrt genommen hatte, bekam jedes Mal einen massiven Schrecken, wenn sich ein Auto von rechts aus einer Seitenstraße näherte, auch wenn es sehr langsam fuhr. Dann musste er rechts ranfahren und sich beruhigen, bevor er weiterfahren konnte.

Diagnosen bei Traumafolgestörungen

Die Diagnose einer Traumafolgestörung ist nicht immer einfach. Häufig werden Traumafolgestörungen nicht diagnostiziert, wenn Betroffene sich beim Hausarzt, Psychiater oder Psychotherapeuten vorstellen. Oft werden nur aktuelle Symptome abgefragt und daraus wird dann die Diagnose abgeleitet.

Wer zum Beispiel infolge einer einfachen Traumafolgestörung unter Angstzuständen leidet, kann die Diagnose einer Angststörung bekommen. Da aber ein Trauma der Auslöser ist, wäre die Diagnose einer posttraumatischen Belastungsstörung richtig. Die Symptome sind in diesem Fall die gleichen, es sind aber unterschiedliche Behandlungsansätze nötig.

Bei komplexen Traumafolgestörungen, die ganz unterschiedliche Symptome auslösen können, ist die Lage noch unübersichtlicher. Viele Patienten bringen ein ganzes Bündel Diagnosen mit, weil sie schon wegen unterschiedlicher Symptome und zu unterschiedlichen Zeiten in Behandlung waren. Da wurden zum Beispiel eine Angststörung, eine rezidivierende (also wiederkehrende) Depression, eine Persönlichkeitsstörung oder eine Suchterkrankung diagnostiziert. Möglicherweise wird auch von einer Somatisierungsstörung gesprochen. Das bedeutet, dass körperliche Beschwerden überwiegen. Da man aber keine körperliche Ursache findet, muss man davon ausgehen, dass etwas Psychisches der Auslöser ist, in unserem Fall körperliche »Erinnerungen« an ein Trauma. All das kann auch vorhanden sein. Diese Beschwerden sind aber oft Folgen einer

Borderline-Störung

Inzwischen sind immer mehr Therapeuten der Überzeugung, dass auch die Borderline-Persönlichkeitsstörung ein Hinweis auf eine Traumatisierung ist. Bekannt ist sie wegen der häufig vorkommenden Selbstverletzungen. Die größten Schwierigkeiten haben Betroffene jedoch auf der Beziehungsebene, wo andere Menschen entweder idealisiert oder abgewertet werden. Zusammenhänge mit Bindungstraumata sind wahrscheinlich, sodass auch bei der Borderline-Störung ein traumazentrierter therapeutischer Ansatz vielversprechend scheint.

Traumatisierung, sodass die Hauptdiagnose »Traumafolgestörung« lauten sollte. Diese Diagnose eröffnet dann die Möglichkeit, die Symptome im Rahmen einer Traumatherapie zu behandeln, was die Heilung erleichtert.

Denn solange ein Trauma noch im heißen Gedächtnis »feststeckt«, haben Besserungen bei Erregungs- oder Erschöpfungssymptomen immer nur zeitweise Bestand. Sind die Traumainhalte erfolgreich bearbeitet, ist auch die Heilung aller Symptome möglich, die in der Folge daraus entstanden sind.

Schauen wir uns nun an, welche Diagnosen für eine Traumafolgestörung gestellt werden können und was sie bedeuten:

Einfache posttraumatische Belastungsstörung (PTSD)

Die gebräuchliche Abkürzung steht für den englischen Begriff »post-traumatic stress disorder«. Die Diagnose PTSD wird dann vergeben, wenn Symptome mit einer spezifischen oder mehreren spezifischen traumatischen Erfahrungen auch zeitlich im Zusammenhang stehen. Diese Diagnose passt zu etwa einem Viertel aller durch ein Trauma erkrankten Personen. Die Beschäftigung mit dem Trauma geht auch nach längerer Zeit weiter. Die Übererregung bleibt oder tritt immer wieder auf, in der Regel im Zusammenhang mit Erinnerungen an das Trauma oder der Konfrontation mit etwas, das mit dem Trauma in Verbindung steht. So kann es sein, dass jemand, der in einen Unfall auf der Autobahn verwickelt war, beim Fahren auf der Autobahn schwitzt und starkes Herzklopfen bekommt. Meist versuchen Betroffene das, was die Beschwerden auslöst, zu meiden.

Komplexe Posttraumatische Belastungsstörung (DESNOS)

Die Abkürzung DESNOS, also »Disorder of Extreme Stress not otherwise specified«, wird häufig dann verwendet, wenn nicht nur ein ganz spezielles Trauma die Ursache von Beschwerden ist oder wenn die

Beschwerden chronisch und so vielfältig sind, dass man sie nicht genau einer Erfahrung oder einer bestimmten Zeit zuordnen kann. Viele Betroffenen leiden unter weiteren psychischen oder körperlichen Beschwerden. Das können depressive Zustände oder auch eine Sucht sein. Viele an einer komplexen Traumafolgestörung Erkrankte versuchen, quälende Gefühle mit Essen, Alkohol, Drogen oder Medikamenten zu »heilen«. Auch körperliche Beschwerden wie Schmerzen, Taubheit, Schlafstörungen oder Konzentrationsprobleme können Teil der Symptomatik sein. Einige Betroffene entwickeln eine DESNOS nach einem Trauma, manche haben mehrere und vielleicht auch verschiedene Traumata erlebt. Häufig wird bei solchen Patienten die Traumafolgestörung nicht erkannt.

Dissoziative Störung

Dissoziation bedeutet Trennung. Anteile der erinnerten Erfahrungen sind vom Bewusstsein abgespalten. Oft berichten Betroffene, sich an ihre Kindheit, ihre Jugend oder an bestimmte Phasen in ihrem Leben nicht zu erinnern. Die seien einfach »weg«. Manche Betroffene finden das normal und machen sich deswegen keine Gedanken. Manche wissen einiges aus ihrer Vergangenheit, zum Beispiel aus den Erzählungen ihrer Familie oder aus Fotoalben, andere auch nichts. Meistens berichten sie aber, ihre Kindheit sei in Ordnung oder gar schön gewesen. Traumatherapeuten vermuten, dass das ein Schutzmechanismus ist. Nachforschungen würden Verletzungen zutage fördern, die möglichweise nicht gut auszuhalten wären.

Manche Betroffene spüren ihren Körper nicht und haben das Gefühl, er gehöre nicht zu ihnen oder sie wüssten gar nicht, wer sie eigentlich sind. Dieses Phänomen nennt man Depersonalisierung.

Wieder andere erleben sich als der Welt um sie herum nicht zugehörig, als wären sie ein einsamer Planet inmitten eines Universums, in dem alles andere irgendwie miteinander verbunden ist. Sie tun sich schwer, echte Beziehungen zu anderen Menschen aufzubauen.

Und noch einmal andere haben das Gefühl, was sie erleben, sei irreal und unwirklich. Als würden sie sich in einem Film befinden, nicht in der wirklichen Welt. Dann spricht man von Derealisation.

Diese Erkrankung wird in der Regel bei Menschen festgestellt, die unter langanhaltenden und massiven Traumata gelitten haben oder noch leiden.

Wie kann ein Trauma heilen?

Wenn eine traumatische Erfahrung nicht natürlich ausgeheilt ist, hilft eine Therapie. In drei Phasen hilft sie, die Verletzung in Wachstum zu überführen.

In etwa drei Viertel aller Fälle, in denen ein Trauma erlebt wird, verschwinden die Anspannung und die Ängste innerhalb der ersten Wochen bis Monate von selbst. Die Auseinandersetzung mit dem Erlebten hilft dabei, es mehr und mehr ins Leben zu integrieren, es zu akzeptieren, und ihm einen Platz in der eigenen Biografie zu geben, vielleicht etwas daraus zu lernen, die eigenen Grundannahmen zu hinterfragen und daran zu wachsen.

Meistens geschieht Heilung von selbst

Dieser Prozess braucht Zeit, er wühlt manchmal auf und er tut weh. Es gibt Phasen der Unruhe, Nächte mit schwierigem Schlaf oder mit Albträumen. Es kommt zu Situationen, in denen Emotionen überschießen oder sich Überlastung zeigt. In der Regel nehmen die Schwere und die Häufigkeit der Symptome in Wellen ab, bis die traumatische Erfahrung mit Abstand angeschaut werden kann, vielleicht mit Bedauern oder noch Trauer, aber ohne die emotionale Wucht des Anfangs. Wenn das nicht geschieht, hilft eine Traumatherapie.

Welche Therapien helfen

Inzwischen verfügen wir über viel Erfahrung mit der Therapie von Traumafolgestörungen und es gibt eine Reihe von therapeutischen Methoden, die speziell dafür entwickelt wurden. Grundsätzlich besteht eine wirkungsvolle Traumatherapie aus drei Schritten:

- Stabilisierung
- Traumabearbeitung
- Integration

Stabilisierung Bevor die eigentlich traumatische Erfahrunge bearbeitet werden kann, achten Therapeuten auf eine gewisse Stabilität. Ist der Patient oder die Patientin emotional in der Lage, eine Konfrontation mit dem Trauma auszuhalten? Auch die soziale Stabilität ist wichtig: Lebt jemand in einer Umgebung, in der Unterstützung vorhanden ist? Oder muss er damit rechnen, zuhause gleich wieder Gewalt zu erleben? Darum geht es im ersten Schritt der Therapie darum, die notwendigen Voraussetzungen dafür zu schaffen, dass der betroffene Mensch in Sicherheit ist.

Traumabearbeitung Für das Bearbeiten eines Traumas, also den Transfer der belastenden Gedächtnisinhalte aus dem heißen in das kalte Gedächtnis und das Zusammenfügen der einzelnen Erinnerungsstücke, gibt es Methoden, die nicht nur subjektiv wirken, sondern im Gehirn funktionale Veränderungen hervorrufen. Reden allein reicht nicht.

Die bekannteste Methode ist das EMDR (»Eye Movement Desensitization and Reprocessing«), die auch am besten erforscht wurde. Hierbei wird das Gehirn mithilfe von Augenbewegungen, auditiven oder sensitiven Reizen bei der Verarbeitung und dem Transfer unterstützt. Abgeleitet davon und noch etwas schonender ist das EMI (»Eye Movement Integration«), das aus dem EMDR entwickelt wurde und das ich in meiner Arbeit in Kombination mit anderen Verfahren besonders gern nutze. Auch hier dienen Augenbewegungen dazu, um das Gehirn zur Verarbeitung zu befähigen. Neue Verfahren, die sich daran anlehnen und ebenfalls hochwirksam sind, sind das 2003 von David Grand entwickelte Brainspotting und das noch neuere klanggestützte Verfahren AudioFokus des Heidelberger Psychologen Axel Mecke.

Mit dem sogenannten »Somatic Experiencing« liegt eine Methode vor, die vor allem Patienten hilft, die nach einem Trauma unter körperlichen Symptomen leiden. Es geht darum, den Körper aus der fortwährenden Stress- und Alarmreaktion zu befreien, in der er gefangen ist. Bei dieser Methode spielt neben Bewegung und Berührung auch achtsames Spüren eine wichtige Rolle. Das gesunde Körpergefühl wird behutsam wiederhergestellt und damit auch das Vertrauen in den eigenen Körper. Und letztlich kann auch das Meridianklopfen dabei helfen, Traumata aufzulösen, besonders auf der emotionalen Ebene. Am Ende des Buches (Seite 130) habe ich dazu jeweils eine Buchempfehlung gegeben.

Integration Mit Integration ist gemeint, dass die Erfahrungen des Traumas so verarbeitet werden, dass sie im kalten Gedächtnis beheimatet werden. Sie bekommen zuletzt einen Platz und eine Bedeutung im Leben, die vielfältiger sind als die der Katastrophe. Das Trauma wird als Teil der eigenen Geschichte gesehen, als etwas, das weiterhin wichtig ist, aber nicht mehr über das eigene Schicksal bestimmt.

Ganz viel kannst du selbst für dich erreichen!

Grundsätzlich sollte man sich bei der Verarbeitung von Traumata von jemandem mit Erfahrung unterstützen lassen. Gleichzeitig weiß ich, dass viele Menschen gerade Monotraumata, also einmalige und gut erinnerbare traumatische Erfahrungen, auch in Eigenregie gut behandeln konnten, und möchte jeden und jede dazu einladen, eine eigene Entscheidung zu treffen. Liegt aber ein Bindungstrauma vor oder eine dissoziative Störung, braucht es die Traumatherapie in einer psychotherapeutischen Praxis. Lass dich im Zweifel von einem erfahrenen Therapeuten oder Arzt beraten.

Neben der klassischen Traumatherapie, die dabei hilft, die alten Erfahrungen so zu verändern, dass sie Teil der Vergangenheit werden dürfen, losgelassen werden können und nicht mehr ohne Weiteres in das Hier und Jetzt hineinfunken, kann jeder, der betroffen ist, eine ganze Menge tun, damit das Leben wieder frei und leicht werden kann.

Das heißt, du musst nicht warten, bis du eine Therapie gefunden hast, bevor du mit der Heilung beginnen darfst. Du kannst heute entscheiden, dass es dir besser gehen darf, und du kannst damit beginnen, dafür den Grundstein zu legen – aus eigener Kraft. Natürlich spricht das nicht gegen eine Therapie. Wie du die richtige Therapie für dich findest, erfährst du an Ende dieses Buchs. Gleichzeitig wirst du lernen, wie du dich Tag für Tag stabilisieren kannst und auch jetzt schon damit anfangen kannst, dein eigenes Leben wieder in die Hand zu nehmen.

Warum leiden wir unter Traumata?

Menschen, die ein Trauma erlebt haben, leiden zum einen an ganz bestimmte Erinnerungen. Diese sind so gespeichert, dass sie beim Wiederauftauchen so akut erlebt werden, als ob das Trauma jetzt gerade passierte, auch wenn es schon 30 Jahre her ist.

Zum anderen leiden viele Traumatisierte unter den Folgen von Versuchen oder an diesen Versuchen selbst, die sie unternommen haben und noch unternehmen, um mit dem Erfahrenen zurechtzukommen. So haben sie zum Beispiel entschieden, nie wieder jemandem zu vertrauen, nachdem ihr Vertrauen enttäuscht wurde. Oder sie fügen sich körperliche Schmerzen zu, wenn seelische Schmerzen zu schlimm werden. Nicht die Erfahrung an sich verursacht dann auf die Dauer das Leiden. Wohl aber der Umgang damit.

Wer ein Trauma erlebt hat, meidet vielleicht Orte, die an die Erfahrung erinnern, verzichtet auf enge Beziehungen, weil in einer Beziehung das Vertrauen missbraucht wurde, traut sich selbst weniger zu, als es richtig und angemessen wäre, oder leidet unter Schuldgefühlen in Bezug auf das Geschehene. Denn häufig geben Menschen sich selbst die Schuld, wenn sie beispielsweise Gewalt erlebt haben. Wären sie »bessere« Kinder gewesen, wäre der Vater nicht ausgerastet. Wären sie »richtig« gewesen, hätte die Mutter sie geliebt. Natürlich trifft sie keine Schuld. Subjektiv wird das aber häufig so erlebt.

Plötzlich auftauchende intensive Gefühle oder Gefühllosigkeit, aber auch Schmerzen oder belastende Gedanken wie Selbstvorwürfe machen den Alltag oft zur Herausforderung. Für viele Betroffene ist die Tatsache belastend, dass sie oft keine Kontrolle darüber haben, wann diese Phänomene auftauchen. Sie leiden darunter, dass sie nicht wissen, ob sie es gut aushalten können, wenn sie sich etwas zutrauen und etwas Neues tun.

Was bewirkt Selbsthilfe?

Selbsthilfe zielt darauf ab, die Folgen von Traumatisierung zu lindern und kontrollierbarer zu machen, um:

- aus seelischen und körperlichen Schmerzen wieder aussteigen zu können
- sich selbst wieder zu spüren, wenn ein Flashback die Verbindung zum Körper erschwert hat
- sich zu beruhigen, wenn der Körper in Aufruhr gerät
- sich zu aktivieren und wieder zu bewegen, wenn das Nervensystem auf Lähmung umschaltet
- die alten Gefühle abschütteln oder Alternative zu Selbstverletzungen finden.

Wer das lernt und mehr und mehr beherrscht, ist in der Lage, in der Gegenwart zu leben, anstatt von alten Erfahrungen ferngesteuert zu werden. Die Selbsthilfe, so wie sie der Notfallkoffer in diesem Buch ermöglicht, hilft dir dabei, Flashbacks und stoppen, aus schlimmen Gefühlen auszusteigen, dich selbst wiederzufinden, wenn du dich verloren hast, und insgesamt besser für dich zu sorgen. Parallel schaffst du dir mit den Übungen für mehr Resilienz ein stabileres seelisches Fundament, mit dem du dich vor weiteren Verletzungen schützen kannst.

Wie findest du die richtige Therapie?

Neben einer kompetenten und Vertrauen schaffenden Person, mit der du arbeitest, gibt es noch ein paar weitere Kriterien, die dir die Wahl erleichtern können.

Wenn du an einer Traumafolgestörung leidest, ist es wichtig, die traumatischen Erfahrungen auch aufzulösen. Dafür reicht der Notfallkoffer auf die Dauer nicht aus. Die Selbsthilfe hilft dir schnell aus schwierigen Momenten heraus. Wichtig ist aber, dass du gleichzeitig darangehst, die traumatischen Erfahrungen auch langfristig, also dauerhaft zu überwinden, sodass du den Notfallkoffer eines Tages gar nicht mehr brauchst – weil es keine Notfälle mehr gibt und du gesund und stabil bist. Ist das nicht eine wundervolle Vorstellung? Ich weiß, dass viele Betroffene nicht daran glauben, dass ihre Einschränkungen sich vollständig auflösen können. Es ist aber so. Es gibt Heilung, und sogar nach vielen Jahren oder Jahrzehnten noch kann die Seele wieder gesund werden.

Psychotherapeutische Unterstützung erhältst du stationär oder ambulant. Also entweder in einer Klinik oder bei einem Psychologen oder einer Psychologin mit eigener Praxis in der Nähe deines Wohnorts.

Therapie in einer Klinik

In einer Klinik beginnt die psychologische Arbeit in der Regel dann, wenn die Traumafolgestörung so einschränkend ist, dass der Alltag nicht mehr gut bewältigt werden kann. Dann ermöglicht eine Klinik nicht nur eine Auszeit und Abstand vom Alltag, sondern auch die Gelegenheit, sich mehrere Wochen am Stück intensiv um die eigene Seele und den eigenen Körper zu kümmern.

Es gibt viele psychosomatische Kliniken, die auch Menschen mit Traumata aufnehmen. Besser ist es aber immer, in eine Klink zu gehen, die auf die Behandlung von traumatisierten Menschen spezialisiert ist. Wenn du Gewalt erlebt hast, achte auf mögliche Trigger. Wenn du eine Frau bist und beispielsweise ein bestimmter Männertyp als Trigger wirkt, dann sorge zum Beispiel dafür, dass deine Klinik eine Abteilung nur für Frauen hat, damit du dich dort während deiner Behandlung auch wirklich sicher fühlst.

Frag vorab nach, wie die Klinik arbeitet: welche Therapien werden dort angeboten, wie viele Einzelstunden bekommst du dort in der Woche, gibt es kreative Angebote und auch weitere interessante Aktivitäten, an denen du teilnehmen kannst? Darfst du bei der Auswahl der Aktivitäten selbst mitbestimmen?

Aber Achtung: Nicht immer ist das intensivste Angebot auch das beste. Viel hilft nicht immer viel. Nach einer intensiven Therapiesitzung brauchst du sicher Zeit, das Erlebte zu verarbeiten oder dich zu erholen. Gleichzeitig sollte die Möglichkeit bestehen, jemanden anzusprechen, wenn du das brauchst. Eine Klinik mit einer Einzelsitzung und einer Gruppensitzung pro Woche bietet in der Regel zu wenig, um während der Zeit dort gute Fortschritte zu machen. Schau also kritisch, wie umfangreich das Angebot ist, ob es zu dir passt und ob es ausreichend Ruhepausen für dich gibt.

Schau auch bei der Lage genau hin: Befindet sich die Klinik in einer schönen Umgebung, sodass du außerhalb deiner Therapie zu dir kommen und die Natur genießen kannst? Häufig tut es gut, nach einem anstrengenden Tag einen schönen Spaziergang zu machen, auf einen Berg zu steigen oder auf einen See zu schauen oder aufs Meer – oder sich unter einen Baum zu setzen und dem Zwitschern der Vögel zu lauschen.

Liegt die Klinik weit genug weg, sodass du wirklich Abstand von zuhause hast? Aber nah genug, dass dich jemand, der dich stärkt und wirklich unterstützt, besuchen kann?

Meiner Erfahrung nach kann es gut sein, eine Klinik zu wählen, die weit von zuhause entfernt ist. Das mag beschwerlich sein, die Anreise ist länger, aber du weißt, dass du nicht eben mal schnell heimfahren kannst, wenn es zuhause brennt. So lernen die Menschen in deiner Umgebung, auch mal ohne dich auszukommen und die Dinge selbst zu regeln, um die du dich bisher gekümmert hast. Das gilt auch dann, wenn du Kinder hast. Natürlich wirst du sie sehr vermissen, und sie dich auch. Aber du weißt dann, dass diese Zeit wirklich ausschließlich für dich ist, und du kannst sie besser nutzen. Sonst bist du doch immer mit einem Teil deiner Gedanken daheim und nicht ganz bei dem, was du für dich selbst tun willst.

Tipps für gute Kliniken findest du häufig in Foren von Betroffenen. Es lohnt sich, Menschen nach ihren Erfahrungen zu fragen, auch in deinem Umfeld, und mehrere Kliniken zu vergleichen. Du wirst dich wundern, wie viele Menschen andere Menschen kennen, die schon einmal in einer Klinik waren und bereit sind, dir davon zu erzählen. Bewertungen im Internet sind nicht immer verlässlich. Die Qualität von Kliniken kann sich schnell verändern. Eine neue Chefärztin kommt, der therapeutische Ansatz verändert sich. Es gibt plötzlich Personalmangel oder der frühere Personalmangel, der zu schlechten Bewertungen geführt hat, ist behoben und die Betreuung inzwischen hervorragend. Deshalb schau, ob du Kontakt zu jemandem findest, der erst kürzlich in der Klinik war, die dich interessiert, oder zu jemandem, der über eine Klinik berichten kann, von der du noch nicht viel weißt.

Therapie in einer Praxis

Bevor du bei einer Psychotherapeutin oder einem Psychotherapeuten einen Termin vereinbarst, erkundige dich, ob die Person eine spezielle Ausbildung für die Behandlung von Traumata hat. Welche Methoden nutzt sie, und wie lange arbeitet sie schon damit? Neben den klassischen gesprächstherapeutischen Ansätzen gibt es spezielle Methoden wie zum Beispiel EMDR, EMI, Meridianklopftherapie (nach Fred Gallo oder Michael Bohne), Somatic Experiencing oder Hakomi, ein weiteres körpertherapeutisches Verfahren, die die Traumatherapie effektiv und schonender machen als herkömmliche Ansätze. Letztere helfen oft, das Trauma zu verstehen und im Alltag besser zurechtzukommen, heilen aber das Trauma aber in der Regel auf der emotionalen und körperlichen Ebene nicht vollständig. Spirituelle Ansätze können die Heilung eines Traumas ergänzen und unterstützen. Spirituelle Arbeit allein reicht aber nicht aus. Das Gleiche gilt für eine Gesprächstherapie oder eine systemische Psychotherapie.

Damit eine Traumatherapie erfolgreich sein kann, müssen zusätzlich zu den richtigen Werkzeugen weitere entscheidende Kriterien erfüllt sein. Diese Kriterien sind wirklich zentral. Das heißt: Sind sie nicht erfüllt, wird die Therapie dir nicht viel bringen – auch, wenn dein Therapeut tolle Zusatzausbildungen und einen hervorragenden Ruf hat.

Das erste ist eigentlich logisch, dass die Chemie zwischen den beiden Menschen, die zusammenarbeiten sollen, stimmt, also die Chemie zwischen dir und deiner Therapeutin. Prüfe in den ersten Terminen genau, ob du dich verstanden und akzeptiert fühlst. Stört dich etwas, sprich es an und schau, wie dein Therapeut oder deine Therapeutin damit umgeht. Wenn du spürst, dass du ihm oder ihr vertrauen kannst und dich verstanden und sicher fühlst, ist es gut.

Das zweite Kriterium betrifft den Glauben an einen möglichen Erfolg der Therapie. Aber Achtung: Nicht du musst daran glauben, obwohl das ja oft so beschrieben wird: »Du musst daran glauben, damit es dir hilft.« Das ist Quatsch. Ganz im Gegenteil: Der Mensch, in dessen Hände du dich für die Behandlung begeben hast, muss sicher sein, dass dein Problem lösbar ist. Also: Frag ruhig nach: Glaubt der Therapeut oder die Therapeutin, dass die Therapie erfolgreich sein wird? Wie lange, meint er oder sie, werdet ihr zu tun haben? Es ist dein gutes Recht, das zu erfahren. Schließlich hängt eine Menge für dich davon ab. Du darfst auch fragen, wenn die ersten Termine vorbei sind und deine Therapeutin verstanden hat, woran du leidest, wie sie behandeln möchte, warum, und was du selbst zum Erfolg beitragen kannst.

Wenn du selbst auch an den Erfolg der Therapie glaubst, ist das völlig in Ordnung. Das macht Mut, und meistens ist die Therapie dann einfacher für dich. Das liegt daran, dass du, wenn du Hoffnung und Motivation hast, natürlich motivierter mitarbeitest und dich leichter in die gemeinsame Arbeit einbringst. Tauchen Hürden auf, traust du dich eher, sie zu überwinden, du bist mutiger. Deine Überzeugung ist aber keine Voraussetzung für den Erfolg. Du darfst zweifeln und prüfen, den Menschen testen, mit dem du arbeitest, vor allem am Anfang der Therapie. Das ist okay und kein Hinderungsgrund für eine gute Entwicklung. Wenn sich dann erste gute Veränderungen eingestellt haben, wird auch dein Vertrauen in die Therapie wachsen, ganz von allein.

Wenn du sehr schwere Erfahrungen gemacht hast, kann es dazu noch ein drittes Kriterium geben: Hältst du den Menschen, mit dem du das Trauma bearbeiten möchtest, für ausreichend belastbar, um das auszuhalten, was du erzählen wirst? Wenn du dir deswegen Sorgen machst, sprich schon zu Beginn der Therapie offen deine Zweifel an. So wirst du merken, ob du dich sicher fühlen kannst mit allem, was du mitbringst.

Medikamente

Oft sind die ersten Ansprechpartner bei psychischen Problemen die Hausärzte, die selbst verschreiben oder zum Neurologen oder Psychiater weiterverweisen, der dann ein Medikament verordnet. Medikamente, die in besonders schwierigen Phasen beruhigen oder den Schlaf erleichtern, können manchmal eine Zeitlang hilfreich sein. Sie sollten aber auf keinen Fall als alleiniges Mittel eingesetzt werden und auch nicht ohne regelmäßige Checks. Denn sie können Symptome lindern, aber sie heilen das Trauma nicht. Da außerdem manche Medikamente abhängig machen können oder unangenehme Nebenwirkungen haben, lohnt es sich auf jeden Fall, auch eine Therapie zu machen. Lass dich ärztlich beraten, wenn du ein Medikament probieren möchtest, und bleibe dabei aufmerksam, um zu merken und aktiv mitzubestimmen, ob es das Richtige für dich ist.

Wenn du ein Medikament für Notfälle hast, das dir hilft, zum Beispiel aus Panik auszusteigen, leg etwas davon in deinen Notfallkoffer, damit du es zur Hand hast, wenn du es wirklich brauchst.

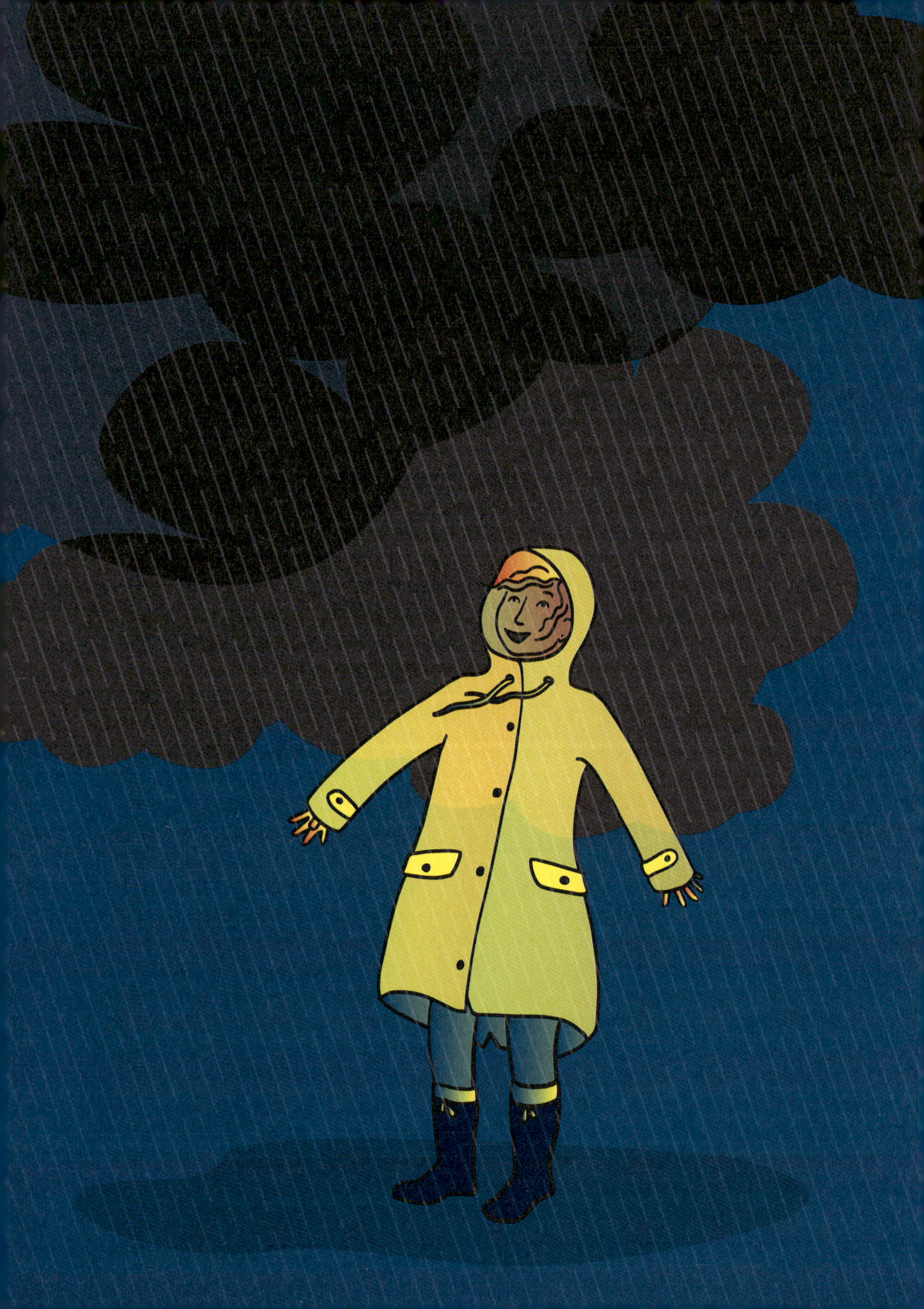

Resilienz

Die Wunderwaffe gegen künftige Traumatisierungen. Worin besteht sie, und wie lässt sie sich täglich stärken?

Die neun Resilienz-bausteine

Egal, wie schwer du in der Vergangenheit verletzt wurdest oder was dir zugestoßen ist – es ist jederzeit möglich, das innere Gleichgewicht wiederzufinden.

Psychische Widerstandskraft, die dir dabei hilft, insgesamt stabiler zu werden, heißt Resilienz. Sie schützt vor weiteren Verletzungen. Und sie hilft dabei, dass du mit Stress und schwierigen Alltagssituationen gelassener umgehen kannst. Du bleibst länger im Gleichgewicht, nichts bringt dich so schnell aus der Balance. Resilienz wirkt wie ein seelischer Friesennerz. Auch wenn es richtig stürmt und der Regen waagerecht kommt, bleibst du darin trocken.

Im nächsten Abschnitt lernst du die neun Resilienz-Faktoren näher kennen. Das hilft dir herauszufinden, welche davon du konkret trainieren kannst. Denn das ist die gute Nachricht: Resilienz kann man üben und stärken, ganz egal wie alt man ist und was man schon alles erlebt hat!

Anschließend findest du viele konkrete Tipps zur Stärkung eines oder mehrerer Resilienzfaktoren. Egal, mit welchem du anfängst: Jeder einzelne lohnt sich! Es ist eh leichter, einen nach dem anderen in deinen Alltag einzubauen oder zu stärken. Also fange da an, wo es dir am leichtesten fällt. Einiges, was deine Resilienz stärkt, tust du wahrscheinlich sowieso schon. Das ist gut! Manches erfordert aber vielleicht auch, dass du liebgewonnene Gewohnheiten veränderst, die dir vielleicht bisher sogar Sicherheit zu geben schienen oder zumindest den Eindruck davon. Ändere nicht zu viel auf einmal, sondern mache lieber einen kleinen Schritt nach dem anderen. Du gehst einen Schritt, und du spürst einen Erfolg. Wunderbar. Dann ist der nächste Schritt dran. Wichtig zu wissen ist: Jedes Puzzlestückchen stärkt dich und macht dich ein bisschen robuster. Du darfst und sollst auf jeden Schritt stolz sein!

Die Selbst- und Außenwahrnehmung

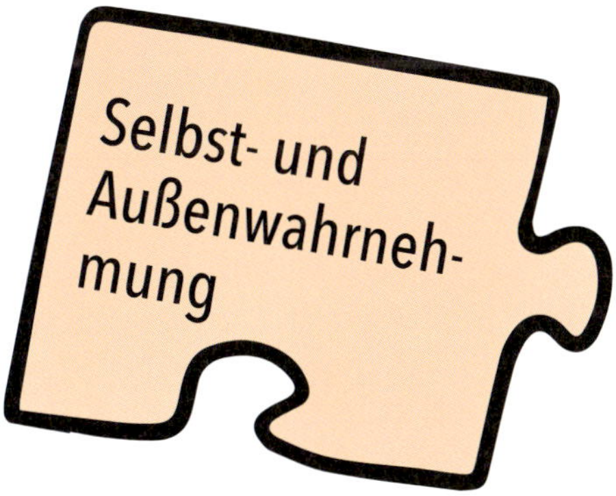

Was versteht man unter Selbst- und Außenwahrnehmung? Ganz einfach: die Fähigkeit zu bemerken, was gerade in dir und um dich herum wirklich passiert. Man sollte meinen, das sei einfach. Ist es aber nicht, und besonders, wenn du ein Trauma erlebt hast, kann es passieren, dass du manchmal gefühlt gar nicht wirklich da bist und manches nicht mitbekommst. Vielleicht kennst du das.

Auch Menschen, die sich ganz normal fühlen, sind, wenn man genauer hinschaut, oft nicht wirklich im Hier und Jetzt. Sie sind traurig, obwohl in dem Moment und an dem Ort, an dem sie sich gerade befinden, alles in Ordnung ist oder sogar etwas passiert, was sie mögen und eigentlich genießen könnten. Die Katze liegt auf ihrem Schoß und schnurrt genussvoll, aber in Gedanken sind sie bei einer Situation im Job, bei der die Kollegin gereizt und ungerecht reagiert hat. Oder sie sind gerade mit einem eigenen Problem innerlich so stark beschäftigt, dass sie nicht mitbekommen, dass der Mensch gegenüber gerade völlig übermüdet aussieht oder Ränder unter den Augen hat. Oder sie sind in Gedanken und fühlen sich so, wie die Gedanken es vorgeben. Vielleicht kriegen sie nicht mit, dass jemand eine neue Frisur hat, obwohl sie ihn anschauen. Vielleicht haben sie ein komisches Gefühl im Körper und essen etwas, obwohl sie nur Appetit hatten und gar keinen Hunger oder obwohl sie vielleicht müde waren und Schlaf bräuchten, aber keine Kekse.

Im Hier und jetzt

Wer bemerkt, sieht, hört und spürt, was jetzt und hier gerade los ist, ist eindeutig im Vorteil bei der Bewältigung des Alltags. Es ist auch einfacher, mit anderen in Kontakt zu kommen oder den Augenblick zu genießen, wenn er gut ist. Und man fühlt sich viel lebendiger! Denn das Leben spielt sich nun einmal im Hier und Jetzt ab. Sind wir vertieft in Gedanken, beschäftigen wir uns vielleicht mit ungelegten Eiern. Selbst wenn wir das in der guten Absicht tun, dadurch unser Leben besser in den Griff zu bekommen, verpassen wir es. Es findet eben nur jetzt statt. Und wer gerade nicht bei sich ist und nicht in Verbindung mit der Welt ist, bekommt vom wirklichen Leben nicht viel mit.

Während uns Gedanken und am allermeisten die berühmten Gedankenspiralen aus dem Hier und Jetzt wegholen und dazu führen, dass wir eben nicht wahrnehmen, was gerade los ist, bringen uns unsere Sinne wieder zurück. Das ist eine gute Nachricht, denn wir können sie bewusst aktivieren, indem wir die Aufmerksamkeit zu ihnen lenken. Ganz wichtig dabei: Nicht werten. Also nicht überlegen, ob das, was wir wahrnehmen, gut oder schlecht ist. Das Herz schlägt schnell. Okay. Die Freundin hat eine neue Frisur. Bemerkt. Fangen wir an zu überlegen, welcher Friseur dieses Verbrechen begangen haben könnte, sind wir aus dem jetzigen Moment schon wieder abgedüst. Also zurück in die Wahrnehmung!

Im Abschnitt über Psyche – Geist und Gefühle (Seite 71) erfährst du mehr über die Wahrnehmungsübung (Seite 124). Wenn du sie gut findest, darf die Übung auch in deinen Notfallkoffer – aber nur, wenn du sie trainiert hast und wirklich gut beherrscht. Darum findest du die Anleitung einerseits in Schriftform im Kapitel Notfallkoffer und eine Anleitung als Audio auf meiner Website (Seite 130) zum Download.

Selbstfürsorge

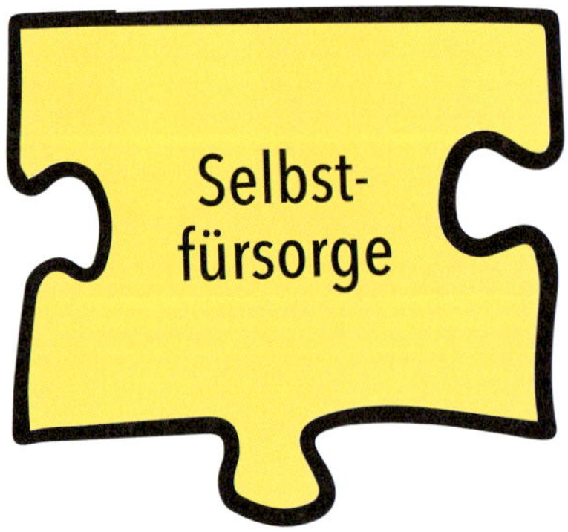

Wenn du bemerkst, was gerade los ist, spürst du auch immer genauer, was du brauchst, damit es dir gutgeht. Du merkst, was dir guttut, und du merkst, was dir nicht guttut. Das reicht aber noch nicht!

Was bringt es, wenn du spürst, dass du eigentlich gar keinen Hunger hast, sondern eigentlich traurig bist oder Langeweile hast, wenn du dann trotzdem isst? Genau: Gar nichts! Sogar das Gegenteil ist der Fall.

Selbstfürsorge bedeutet, dass du gut auf dich achtest. Dass du dich selbst behandelst wie einen Menschen, den du wirklich liebst. Es ist dafür nicht nötig, dass du diese Liebe für dich selbst schon spürst. Es reicht so zu tun, als ob, und das zu tun, was du auch für einen Menschen tun würdest, der dir sehr am Herzen liegt. Du arbeitest noch, bist aber total müde? Dein Pflichtbewusstsein hält dich am Schreibtisch fest, obwohl es schon spät ist? Deinen besten Freund würdest du nun liebevoll ins Bett schicken, oder? Also tu es auch selbst. Geh schlafen, egal wie komisch sich das anfühlt. Achte darauf, dass du genug Schlaf bekommst, dich gut ernährst, ausreichend trinkst, dich bewegst, sodass dein Körper glücklich ist. Dann kannst du ungesunden Verführungen immer häufiger widerstehen, auch Süchten. Achte darauf, dass du deinen Körper nicht zerstörst und dich gut behandelst.

Natürlich gehört auch dazu, dass du immer wieder etwas tust, was dir Spaß macht, also dass du an einem heißen Sommerwochenende zum Beispiel zum See gehst und schwimmst, anstatt dich mit der Chipstüte aufs Sofa zu legen oder dich zuzudröhnen. Dass du Freunde triffst, die dich wertschätzen und die dich ebenfalls gut behandeln. Dass du dich von falschen Freunden trennst, solchen, die dich nur ausnutzen oder dich immer wieder verletzten. Solche, für die du dich verbiegen musst, damit sie dich mögen. Wichtig ist, dass du das nicht nur weißt, sondern dass du auch nach diesem Wissen handelst.

Positiver Umgang mit Zweifeln und Bewertungen

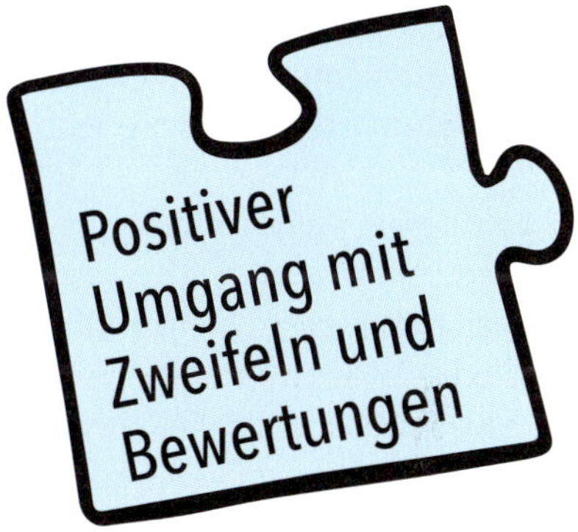

Bestimmt hast du schon einige Male erlebt, wie dich bestimmte Gedanken richtiggehend fertigmachen. Oft sind das Gedanken, die sich mit etwas beschäftigen, das passieren könnte. Oder mit etwas, das schon passiert ist und das du ungerecht, verletzend oder gemein findest. Wir können uns stundenlang damit beschäftigen, wie schlimm etwas war, und mit der Vorstellung, was alles Schlimmes passieren könnte. Wir machen Pläne, um genau das zu vermeiden, und wir machen Pläne, um alles zu retten, wenn der Plan nicht funktioniert. Wir verirren uns in Szenarien, in denen wir wieder enttäuscht werden oder wieder verletzt, in denen jemand sauer auf uns ist oder uns nicht leiden kann, obwohl noch gar nicht passiert ist.

Dabei machen wir alle die gleiche Erfahrung: Wenn uns zehn Probleme auf dem Weg entgegenkommen, können wir sicher sein, dass neun davon im Graben landen, bevor sie uns erreichen! Die größten Gedankenkünstler schaffen es sogar, Probleme zu sehen, die ihnen gar nicht entgegenkommen, sondern nur entgegenkommen könnten.

Weil die Energie immer dahin geht, wo die Aufmerksamkeit ist, fühlen wir uns dann auch richtig mies. Das, woran du denkst, prägt nicht nur den Inhalt deiner Gedanken: Auch dein Körper reagiert darauf, und irgendwann bemerkst du ein richtig unangenehmes Gefühl. Du bekommst Angst, fühlst dich unwohl, verletzt, einsam, hilflos, traurig, wütend oder ärgerlich, du hast Schuldgefühle, schämst dich oder du ekelst dich. Und das, während du vielleicht durch die Weinberge läufst, an einem sonnigen Herbsttag, und die Reben gelb, orange und rot leuchten und hie und da die späten Trauben prall und dunkelblau oder golden zwischen den Blättern hervorblitzen.

Gedanken führen zu Gefühlen. Wenn du deine Gedanken nicht im Griff hast, machen sie mir dir, was sie wollen.

Gedanken beherrschen

Das Ziel ist hier deshalb, zu lernen, deine Gedanken zu beherrschen statt umgekehrt. Und ja, das geht. Manche Menschen können das perfekt. Sie denken in der Regel nicht ständig positiv, sondern sie sind im Hier und Jetzt und benutzen ihre Gedanken zielführend. Wenn ein Problem wirklich da ist, überlegen sie, wie es zu lösen ist. Und wenn sie eine Idee haben, probieren sie sie aus. Wenn es klappt, ist das Problem weg. Wenn es nicht klappt, überlegen sie, was sie stattdessen tun können, und probieren etwas anderes.

Gedanken zu beherrschen lernt man in zwei Schritten:

Im ersten Schritt übst du, Gedanken nicht mehr laufen zu lassen, ohne sie bewusst mitzubekommen, also automatisch, sondern sie zu beobachten, während sie durch deinen Kopf sausen. Es geht noch gar nicht darum, etwas zu verändern. Es geht darum, ein bisschen Abstand zu den Gedanken zu gewinnen, damit sie ihre Macht über dich verlieren. Die haben sie nämlich nur, solange du sie nicht beobachtest und sie im Verborgenen agieren: ein bisschen wie Schulkinder in einem Klassenzimmer, das lange ohne Aufsicht war. Du weißt, was da passiert: Es fliegen Papierflugzeuge, Kinder klettern über Stühle und Bänke, es gibt Schlägereien, an der Tafel stehen freche Sprüche und der Stuhl der Lehrerin wird mit Pattex bestrichen. Aus dem Fenster rufen die Kinder anderen Kindern Schimpfwörter hinterher, und je länger die Kleinen unbeaufsichtigt sind, umso wilder wird es. Dann, irgendwann, steckt die Lehrerin den Kopf durch die Tür und schaut sich das Treiben an. Noch ist nicht alles in Ordnung, ein paar Kinder haben nichts gemerkt, und einige sind so übermütig, dass die Lehrerin ihnen erst ganz egal ist. Aber ein paar andere Kinder wischen schnell die Tafel, sammeln die Papierflieger auf und setzen sich an ihre Plätze. Es wird ruhiger im Klassenzimmer.

Genau das kannst du mit deinen Gedanken machen: Wenn du sie beobachtest, ganz ohne sie zu bewerten, und auch ohne sie stoppen zu wollen, also eher mit einer buddhistischen Ruhe, die sagt: »Okay, schauen wir mal, was da gerade im Kopf so alles passiert«, und die dann beobachtet, welche Gedanken auftauchen, und das einfach interessiert registriert (»Aha, dieser Gedanke schon wieder, interessant!«), dann beruhigt sich das Chaos im Kopf meistens schon ein bisschen. Wenn du dir ein bisschen mehr Zeit nehmen möchtest, kannst du auch eine halbe Stunde lang alle Gedanken aufschreiben, die dir durch den Kopf gehen. Das machst du wortwörtlich, und zwar ohne Unterschied. Du wirst merken: Das hilft.

Im zweiten Schritt kannst du dann ganz bestimmte Gedanken, die immer wiederkommen und dich besonders quälen, doppelt hinterfragen:

- Kann ich zu 100 Prozent sicher sein, dass dieser Gedanke der Wahrheit entspricht oder sich mit der Realität beschäftigt?
- Tut mir dieser Gedanke gut, hilft er mir bei irgendetwas?
- Wenn du mindestens eine der Fragen mit Nein beantwortet hast, kannst du eine dritte Frage beantworten: Welcher Gedanken wäre einerseits realistischer und andererseits hilfreicher?

Genau diesen Gedanken formulierst du dann bewusst für sich selbst und ersetzt den alten negativen Gedanken dadurch, jedes Mal, wenn der negative Gedanke noch einmal auftaucht.

Auch hilfreich gegen belastende Gedanken und Gefühle ist die Wahrnehmungsübung (Seite 124), die ich im Abschnitt zur Selbst- und Außenwahrnehmung schon erwähnt habe und die du im Notfallkoffer-Kapitel (Seite 86) findest.
Sie hilft sehr dabei, Gedanken und quälende Gefühle zu stoppen, wenn du sie regelmäßig trainierst. Ich gebe sie meinen Patienten oft als Hausaufgabe, ganz besonders Menschen, die unter Depressionen leiden oder die Gewohnheit haben, sich selbst fertigzumachen. Sie machen die Wahrnehmungsübung mehrmals am Tag, und nach einigen Wochen spüren sie eine deutliche Veränderung: weniger unangenehme Gefühle, mehr Freude, mehr Lebendigkeit und die Fähigkeit, Gedankenspiralen oft schon am Anfang zu unterbrechen.

Gefühle und Impulse kontrollieren

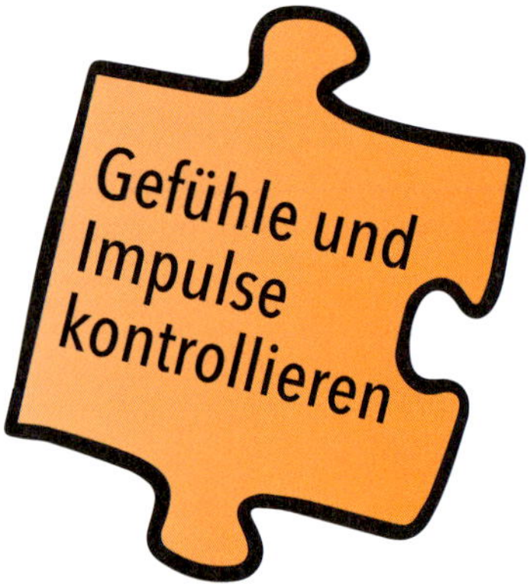

Stell dir vor, du wärst Gefühlen nicht mehr ausgesetzt, sondern könntest selbst entscheiden, ob du dich weiter in einem Gefühl aufhalten möchtest oder nicht – und dich aus jedem Gefühl herausziehen. Vielleicht klingt das fast zu schön, um wahr zu sein. Aber stell dir vor: Es ist möglich! Es geht nicht von jetzt auf gleich, es erfordert Übung, aber es geht, und ich kenne viele Menschen, die das können – zumindest meistens. Und schon das ist eine riesige Erleichterung!

Sicher fragst du dich jetzt, wie das möglich ist: die eigenen Gefühle zu kontrollieren. Vielleicht bemerkst du sogar einen kleinen Widerstand. Deine Gefühle – bist du das nicht? Und nimmst du nicht einen Teil von dir weg, wenn die Gefühle nicht mehr da sind, so wie sie eben gerade kommen und gehen?

Gefühle führen meistens zurück in die Vergangenheit. Die meisten Gefühle sind Erinnerungen. Darum gehören sie zwar zu dir, ähnlich wie Bilder in einem Fotoalbum. Sie sind aber nicht identisch mit dir. Du bist in Wirklichkeit viel mehr als deine Gefühle. Du hast sie. Aber du bist sie nicht. Ähnlich, wie deine Kleidung zu dir gehört und dich schmückt oder das Gegenteil: Sie gehört zu dir, sie ist dir vertraut, aber du bist nicht deine Kleidung. Du bist viel mehr als das.

Natürlich bist du auch nicht deine Gedanken. Und du bist nicht identisch mit deinen Körperwahrnehmungen. Das alles ist da. Aber du bist mehr als all das. Deshalb verlierst du nichts von dir, wenn du entscheidest, nicht mehr so oft wütend zu sein oder nicht mehr so lange in einem trübseligen Gefühl zu verbleiben, das dich manchmal einholt. Schon die Erkenntnis, dass du nicht identisch mit deinen Gefühlen bist, hat eine wichtige Wirkung. Du merkst und lernst immer mehr, dass du bestimmte Gefühle nicht haben musst. Du musst dich deinen Gefühlen nicht ausliefern. Du kannst sie erleben, sie beobachten und sie nach einer Weile ablegen, wie einen alten Mantel, der gerade zu schwer ist.

Das Gleiche gilt auch für deine Impulse. Du bemerkst, dass du eine Zigarette rauchen willst. Wenn du in der Lage bist, klar zu entscheiden, ob du das tust oder dem Impuls widerstehst, wenn du ihm wirklich widerstehen kannst, kannst du viel besser für dich selbst sorgen. Und oft bist du auch ein netterer Mitmensch. Denn wenn du bemerkst, dass du sauer wirst, und dem Impuls widerstehst, dein Gegenüber anzuschreien oder einfach wegzulaufen, kannst du für das, was dich vielleicht gerade ärgert, eine bessere Lösung finden als die alten und destruktiven Verhaltensweisen. Vielleicht sprichst du dein Gefühl stattdessen an und sagst, was dich geärgert hast. Vielleicht unterbrichst du das Gespräch, um dich erst zu beruhigen und später weiterzureden. Gerade in Partnerschaften kann das viel Streit verhindern.

Wenn du denkst, dass es sich lohnen könnte, deinen Gefühlen weniger Macht über dich zu geben, wenn du manchmal unter ihnen leidest, kannst du gleich heute damit anfangen, mehr Kontrolle über sie zu gewinnen. Im Download-Bereich auf meiner Website (Seite 130) findest du unter dem Titel »Beobachten – Meditation« eine kurze Meditation, die du täglich anhören kannst. Sie hilft dir dabei, mehr und mehr Abstand zu Gefühlen und Impulsen zu bekommen, die dir nicht guttun, und freier zu werden, das zu empfinden und zu tun, was wirklich zu dir passt, in einem gesunden und guten Zustand. Außerdem stärkt sie das Bewusstsein dafür, dass du nicht das Gleiche bist wie deine Gefühle.

Positive Ausrichtung – Ressourcenorientierung

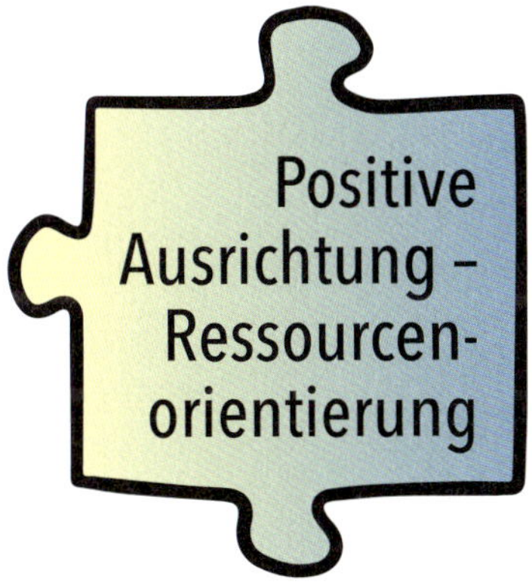

Ist dein Glas halb voll oder halb leer? Erinnerst du dich am Ende des Tages an den Regen oder an den Regenbogen? Siehst du bei anderen vor allem die Fehler oder die guten Seiten?

Was du siehst ändert nichts am Zustand des Glases oder am Regenbogen. Aber es hat einen riesigen Einfluss darauf, wie es dir geht und wir robust du bist. Warum?

Menschen, die vor allem das Negative sehen, bewerten vieles auch negativ. Dass das Glas halb leer ist, ist ja nichts Neutrales. Sondern es fehlt die Hälfte, da ist ein Mangel. Wer einen Regenbogen nicht wahrnimmt oder nicht für wichtig befindet, nimmt sich keine Zeit für die guten und stärkenden Momente des Lebens und tankt nicht auf – weder Energie noch positive Gefühle. Und wer in anderen vor allem das Schlechte sieht, kann ihnen nicht dabei helfen, ihre Stärken zu entfalten und sich positiv zu entwickeln. Wer bei anderen vor allem die Fehler wahrnimmt, hat außerdem mehr Streit, weniger Freunde und oft das Gefühl, sich auf niemanden verlassen zu können. Weil alle anderen blöd sind.

Die Übung des Diamantensammelns (Seite 74) hilft dabei, mehr auf das Gute zu achten und es auch mehr zu spüren. Du kannst aber in deinem Alltag noch viel mehr tun: andere bewusst häufiger loben, und zwar nicht nur deine Kinder oder deinen Lieblingsmenschen. Auch den freundlichen Verkäufer, die Arbeitskollegin, einen Menschen auf der Straße, der eine weggeworfene Coladose aufhebt, oder jemanden, der einfach besonders geschmackvoll angezogen ist. Du wirst merken, dass das Positive, das du aussendest, zu dir zurückkommt!

Und natürlich tut es gut, wenn du dir selbst notierst, was du alles kannst oder schon erreicht hast. Manchmal bitte ich Patienten, mindestens 50 Dinge aufzuschreiben, die sie können. Das tut richtig gut! Wenn du das regelmäßig im Alltag tust, stärkst du damit auch dein Selbstwertgefühl. Es ist klar, dass Menschen, die sich selbst wertvoll und kompetent finden, in Krisensituationen stärker dastehen also solche, die sich eh noch nie etwas zugetraut haben.

Zielfokussierung

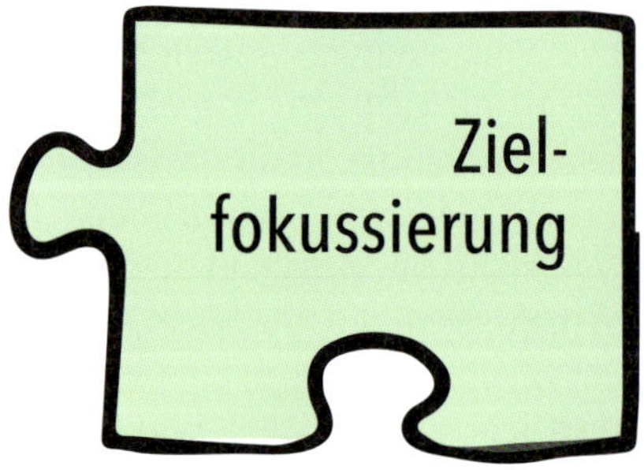

Ziele hat fast jeder. Und wer keine Ziele hat, hat zumindest Träume. »Wäre es nicht schön, wenn …?« Wie viele Menschen tun aber auch wirklich jeden Tag etwas ganz Konkretes, damit diese Träume wahr werden? Ich kenne wenige.

Wonach richten die meisten Menschen ihr Handeln aus? An dem, was andere von ihnen erwarten. An dem, was scheinbar am meisten brennt. Manche auch an dem, was am einfachsten geht: Schwierige oder unangenehme Aufgaben werden hintangestellt und stattdessen Dinge erledigt, die leicht von der Hand gehen. Außerdem folgen alle Menschen ihren Routinen. Immer der gleiche Ablauf. Dabei spielt meistens gar keine Rolle, ob dieser Ablauf wirklich gut und gesund ist. Klar, nach dem Essen Zähne putzen, das ist richtig. Müsste man sich jeden Tag neu dazu motivieren, hätten wahrscheinlich alle Zahnärzte viel mehr zu tun. Aber andere Routinen sind überhaupt nicht gut. Der abendliche Gang zum Kühlschrank, kurz vor dem Schlafengehen. Das Einschalten des Fernsehers, immer um die gleiche Zeit – bis man drei Stunden später auf dem Sofa wieder aufwacht und der Abend vorbei ist.

Im Jahr 2021 sahen die Menschen in Deutschland täglich im Durchschnitt 213 Minuten lang fern. Das sind mehr als drei Stunden! Wenn du dir jetzt vorstellst, dass man bei einer halben Stunde Lernen täglich innerhalb von zwei Jahren eine neue Sprache lernen kann, ahnst du, wie viele Träume täglich vor der Flimmerkiste sterben.

Zielfokussierung bedeutet, dass man jeden Tag etwas tut, um das zu erreichen, was einem wirklich wichtig ist. Dazu gibt eine Übung, die ich sehr mag, weil sie einfach sehr gut funktioniert.

Übung Zielfokussierung

- Schreibe dir 10 Ziele auf, die du für deine Gesundheit hast. Vielleicht möchtest du ein paar Kilo ab- oder zunehmen. Leichter auf einen Berg wandern können. Die Knieschmerzen loswerden oder die Migräne. Nachts durchschlafen. Keine Panikattacken mehr.
- Dann notiere 10 Ziele für deine Beziehungen. Einen neuen Freund finden. Einen Streit beilegen. Mehr mit Kollegen und Kolleginnen reden. Daran denken, andere zu loben. Mal wieder mit einer Freundin ins Kino gehen. Und so weiter.

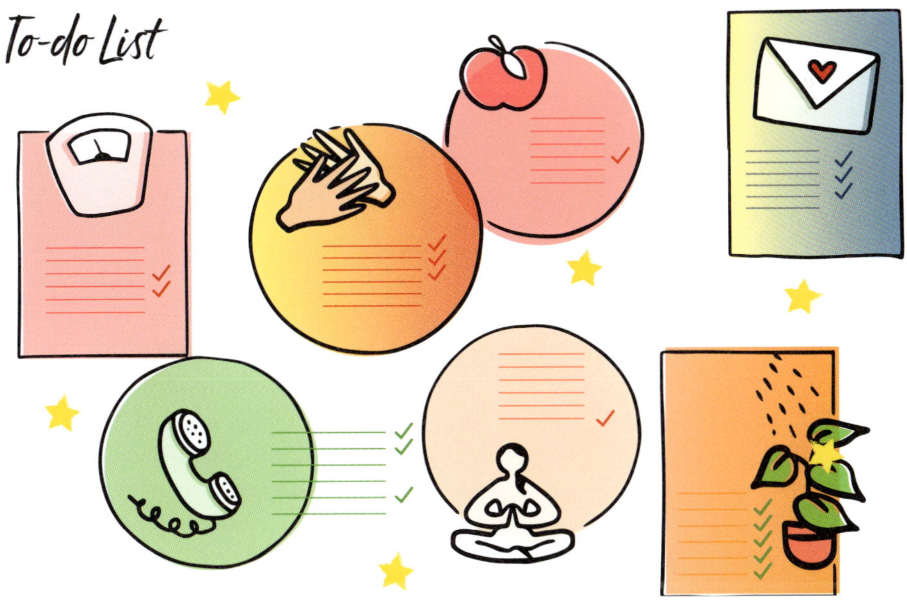

- Jetzt kommen 10 Ziele für Fortschritt: Äußerlichkeiten und deine eigene geistige Entwicklung. Eine Fremdsprache können, das Minus auf dem Konto ausgleichen, einen Job finden, der besser bezahlt ist, eine Fortbildung machen, umziehen in eine Wohnung mit Balkon oder eine Mitbewohnerin für das zu große Haus finden.
- Dann 10 Ziele für Sinn: etwas, das dir am Herzen liegt und bei dem du selbst einen Einfluss hast, egal wie klein er sein mag. Du findest es schlimm, dass so viel Plastikmüll im Meer treibt? Tiere gequält werden? Kinder verletzt werden? Krieg herrscht? Du kannst überall eine Kleinigkeit tun, um zu helfen und einen Unterschied zu machen. Müll vermeiden, deine Ernährung verändern, anderen Menschen helfen, dich in einem Verein engagieren, etwas spenden. Rat anbieten, sensibilisieren, Unterstützung geben.
- Nun entscheide bei jeder Liste, um welche beiden Ziele du dich zuerst kümmern willst. Daraus machst du wieder eine Liste, mit 8 Punkten. Und aus diesen 8 Punkten bildest du für jeden Tag – genau, jeden Tag! – eine To-do-Liste mit 6 Punkten. Diese To-Dos dürfen klitzeklein sein. Genau so klein nämlich, dass du sie auch wirklich schaffen kannst. Drei Vokabeln lernen. Recherchieren, welche deiner Kosmetikprodukte Plastik enthalten. Jemanden anrufen. Etwas in deiner Wohnung verändern. Die Kleinanzeigen durchsehen. Einen Freund fragen, ob er jemanden kennt, der jemanden kennt. Jeden Tag ein bisschen. Wenig, aber regelmäßig. Und du wirst erstaunt feststellen, dass sich dein Leben schon innerhalb eines Monats verändern wird.

Diese Erfahrung nennt man Selbstwirksamkeitserfahrung, und sie ist ein zentraler Bestandteil von Resilienz. Es ist die Erfahrung, selbst etwas am eigenen Schicksal verändern zu können und auch darüber hinaus etwas verändern zu können. Diese Erfahrung entsteht nicht durch mentale Arbeit, sondern durch das Tun. Darum ist dieses so wichtig.

Sinnorientierung

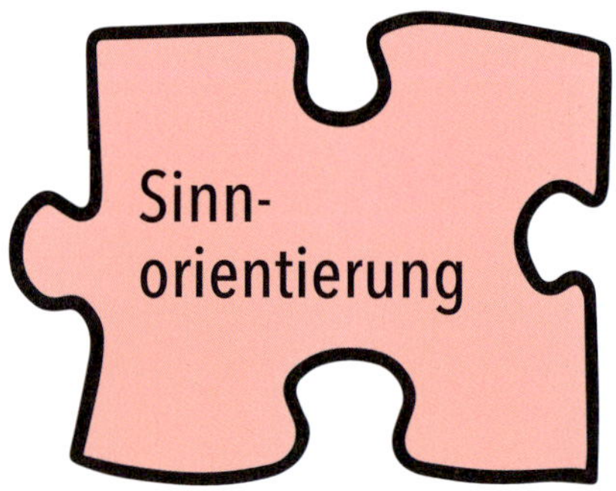

Im letzten Abschnitt hast du bei den Listen das Wort »Sinn« schon gesehen und gemerkt, dass es dabei nicht um den einen, ganz großen Sinn geht. Wir wünschen uns alle ein sinnvolles Leben, eins, auf das wir eines Tages zufrieden zurückblicken.

Die Frage nach dem Sinn des Lebens beschäftigt die Menschen schon immer und Antworten sind nicht leicht zu finden. Manche Menschen finden Antworten in der Religion, andere im Austausch mit anderen Menschen. Mein Kollege Wolf Büntig sagte einmal: Der Sinn des Lebens ist, zu leben. Das klingt einfach, aber wie lebt man wirklich? Wie schafft man es, das Leben wirklich lebendig zu leben und mit Tiefe?

Die Philosophin Ariane von Schirach hat sich ebenfalls intensiv mit der Frage beschäftigt und in einem Vortrag vorgeschlagen, sich von drei zentralen Fragen leiten zu lassen. Sie führen nicht zu dem einen, ultimativen Sinn, den es vielleicht gar nicht gibt. Stattdessen helfen sie dabei, das Leben nach dem auszurichten, was uns wirklich wichtig ist, und es als erfüllter und lebendiger zu erleben. Ich finde sie wirklich fabelhaft.

Arianes Fragen:
- Was für ein Mensch möchte ich sein?
- Wie will ich mit anderen Menschen umgehen?
- In was für einer Welt will ich leben?

Fast jeder findet Antworten auf diese Fragen. Die Antworten fallen sehr unterschiedlich aus, und das ist gut. Denn wir sind ja alle verschieden. Wenn wir dann das, was wir jeden Tag tun, danach ausrichten, leben wir anders als bisher. Täglich machen wir immer mehr die Erfahrung eines Gefühls von Sinn, das sich nicht erklären, aber spüren lässt.

Bindungs- und Beziehungskompetenz

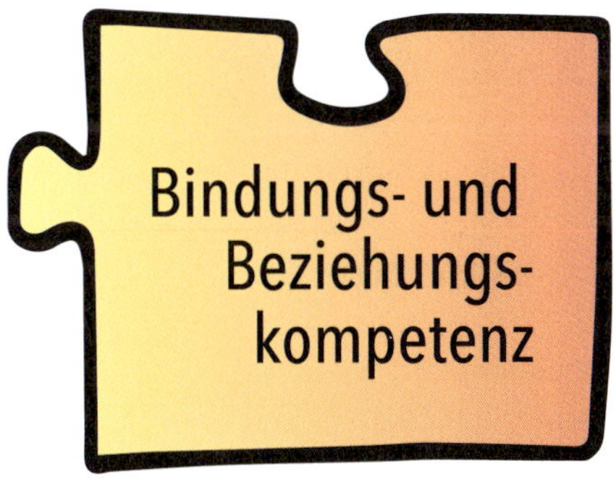

Menschen fühlen sich sicherer und gefestigter, wenn sie wissen, dass sie nicht allein sind. Wir leben aber in einer Welt, in der Alleinsein nichts Außergewöhnliches ist. Über 17 Millionen Menschen leben in Deutschland allein. Noch mehr Menschen leben mit anderen zusammen, fühlen sich aber trotzdem allein. So normal uns das heute erscheint: Gesund ist es nicht. Denn Menschen sind aus biologischer Sicht genauso wie die Affen Großgruppentiere. Der Mensch hat seinen Erfolg auf der Welt und seine Entwicklung der Zusammenarbeit zu verdanken. Allein hätten Menschen früher nicht überlebt und auch wenn das Überleben allein in unserer modernen Welt einfacher scheint: Wir fühlen uns als Teil einer verlässlichen Gruppe einfach sicherer. Denn wir sind soziale Wesen, ob wir wollen oder nicht.

Das Zusammensein mit anderen Menschen ist nun aber keine einfache Sache. Genauso wie wir haben auch andere ihre Ecken und Kanten, und dazu kommt, dass ja auch manchmal in der Vergangenheit das Zusammensein zu Verletzungen geführt hat. Vertrauen wurde gebrochen, Versprochenes nicht eingelöst. Manchem mag es sicherer vorkommen, sich nur auf sich selbst zu verlassen.

Studien konnten zeigen, welche Faktoren nicht nur zu einem langen, sondern auch einem gesunden Leben führen. Interessant: Beziehungen liegen auf den ersten beiden Plätzen, noch vor einer gesunden Ernährung. Das Gute dabei: Selbst wenn es dir schwerfallen sollte, enge Beziehungen einzugehen, sind schon viele oberflächliche, aber freundliche Beziehungen ein wichtiger Faktor für seelische und körperliche Gesundheit. Wenn du also beim Einkaufen ein paar Worte mit der Kassiererin wechselst, auf dem Parkplatz einer alten Dame Hilfe beim Tragen anbietest, in einem Verein Sport machst, wo du zumindest beim Ankommen die anderen begrüßt und in der Umkleide kurz mit ihnen redest, egal worüber, wenn du mit vielen verschiedenen Menschen in Kontakt bist, den ganzen Tag über, wirst du widerstandsfähiger und stärker.

Wenn du außerdem eine oder zwei Beziehungen hast, in denen du dich zeigst, wie du bist, und in denen du sein darfst, ohne dich zu verstellen, hast du alles richtig gemacht. Zeit in Beziehungen zu investieren, lohnt sich immer.

Ich erlebe manchmal, dass mir Menschen erzählen, sie hätten keine Freunde mehr. Vielleicht sind einige Freunde weggezogen oder haben sich abgewendet, man hat sich aus den Augen verloren oder der engste Freund ist gestorben. Das gibt es. Freunde bleiben nicht immer für das ganze Leben, und das kann verschiedene Gründe haben. Neue Freunde zu finden ist im Erwachsenenalter nicht mehr ganz so leicht wie in der Schulzeit oder während der Ausbildung oder des Studiums, wo man zwangsläufig wochen- und monatelang zusammen mit anderen Herausforderungen bestehen muss und täglich mit ihnen in Kontakt steht. Da ist es oft gar nicht zu vermeiden, dass sich der eine oder die andere als sympathisch herausstellt und zum Freund wird. Später ergibt sich das nicht mehr von allein. Das heißt, du musst etwas aktiver sein als noch in jungen Jahren. Dennoch kann man in jedem Alter neue Freunde finden. Es braucht ein bisschen Mut und Initiative.

Neues wagen

Ich habe vor ein paar Jahren ein kleines Experiment gemacht. Das Ziel: jeden Monat mindestens einen Menschen näher kennenlernen. Wie habe ich das gemacht? Ich habe zum Beispiel von einem Kollegen gehört, der gute Arbeit machen soll. Ich habe ihn dann angerufen, ihm genau das erzählt und gesagt, dass ich ihn gern kennenlernen möchte. Ob er Lust habe, bei Gelegenheit einen Kaffee mit mir zu trinken, sodass wir uns über unsere Arbeit und unsere Erfahrungen austauschen könnten? Manche haben freundlich abgesagt, keine Zeit, kein Bedarf, aber in über der Hälfte der Fälle war mein Gegenüber erfreut und wir haben einen Termin gefunden. Natürlich waren diese Erfahrungen nicht alle fantastisch. An manchen Treffen war der Kaffee das Beste. Aber egal – es war ja nur eine Stunde, ein Drittel der Zeit, die die meisten Deutschen täglich vor dem Fernseher verbummeln. In ein paar Fällen haben sich berufliche Kooperationen oder sogar gemeinsame Projekte daraus ergeben. Und einige dieser Menschen sind zu Bekannten und sogar zu neuen Freunden geworden.

Berufliche Themen sind die besten Türöffner. Oder Kinder. Aber auch ehrenamtliche Arbeit führt zu bereichernden neuen Kontakten und oft zu Freundschaften. Ein gemeinsames Interesse und gemeinsames Engagement verbinden. Es gibt aber auch Naturtalente in Sachen Freundschaft. So habe ich erlebt, dass eine junge Frau neu in der Stadt war. Sie hatte ihr Studium abgeschlossen und ihren ersten Job gefunden, an einem Ort, wo sie niemanden kannte und außer ihrem wenig sympathischen Chef auch keine Kollegen hatte. Sie wurde Mitglied in einem Sportverein und spielte dort zweimal in der Woche Badminton. Nach kurzer Zeit lud sie alle Teamkollegen und -kolleginnen zu sich nach Hause ein: Sie hatte ihre Wohnung fertig eingerichtet und feierte Housewarming mit einem Topf Suppe und einigen Flaschen Wein und Bier. Auch die Nachbarn waren eingeladen, dazu ein paar Leute, die sie kennengelernt hatte, als sie in eine Wandergruppe hineingeschnuppert hatte. Nach kürzester Zeit hatte sie einen ganzen Freundeskreis um sich herum versammelt und war bestens integriert. Das hat mich damals überzeugt, dass man Freundschaften wirklich aufbauen kann. Im Englischen sagt man ja auch nicht, dass man Freunde findet. Man macht sich Freunde: »Make yourself some friends.« Das trifft es wirklich gut.

Vegetative Balance

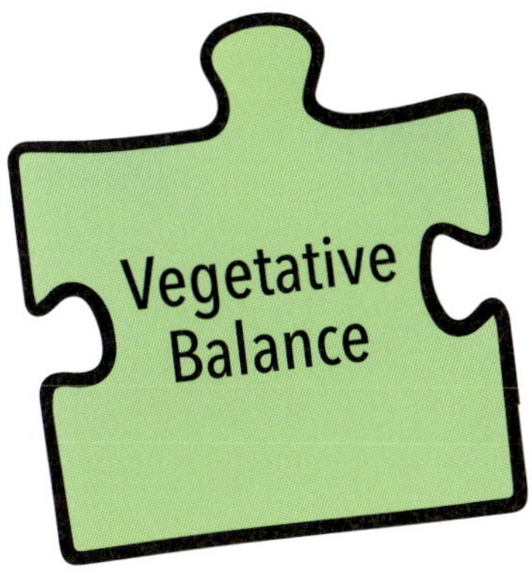

Ein weiterer Baustein von Resilienz ist das vegetative Nervensystem. Das ist der Teil des Nervensystems, den wir nicht willentlich steuern können. Es reguliert Stoffwechselprozess, die Balance von Stress, Anspannung, Erholung und Schlaf, die Verdauung und die Sexualität.

Das vegetative Nervensystem besteht aus vier Komponenten:

Der *Sympathikus* wird aktiviert, wenn eine Gefahr besteht oder Aktivität nötig ist. Dann werden Adrenalin und Cortisol ausgeschüttet, wir sind wach und funktionieren.

Normalerweise sollte nach der Anstrengung der Gegenspieler aktiv werden, der *Parasympathikus*: Säbelzahntiger weg, Zeit zum Durchatmen. Bei Menschen mit posttraumatischen Belastungsreaktionen ist der Sympathikus aber häufig in Daueraktivität, bereit für Kampf oder Flucht. Dann ist es wichtig, den Parasympathikus gezielt und aktiv zu mobilisieren, damit das vegetative Nervensystem harmonisch funktioniert.

Die dritte Komponente ist das *enterische Nervensystem*, das Bauchhirn. Um den Darm herum liegen viele Nervenzellen, eine Art zweites Gehirn. Von dort aus werden viele Impulse nach oben geleitet und ein paar Impulse zurück. Geht es dem Darm gut, weil er etwas zu tun hat, nicht zu viel und nicht zu wenig, und die Nahrung bekommt, die ihm bekommt, gibt das enterische Nervensystem das Signal für Entspannung. Muss sich der Darm gerade mit einem dreifachen Bur-

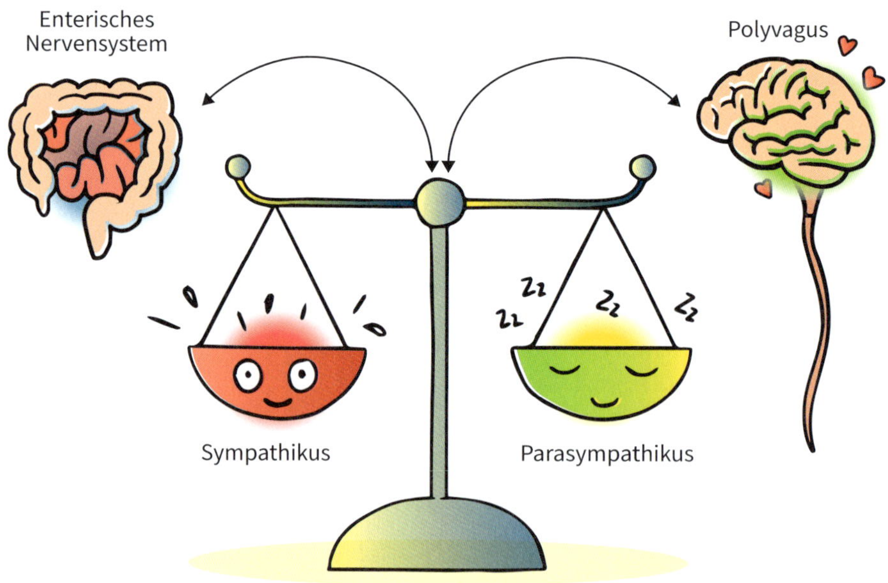

ger und fettigen Pommes quälen, gibt er das Signal für Stress. Darum ist die Ernährung für die psychische Stabilität sehr wichtig.

Die vierte Komponente ist der *Polyvagus*. Das ist ein Nerv, der vor allem durch bestimmte mimische Bewegungen aktiviert wird. Er wirkt wie eine Stress-Notbremse. Sicher hast du schon einmal einen Streit erlebt, in dem irgendetwas passiert ist, das die Streitenden zum Lachen gebracht hat. Danach weiterzustreiten ist unmöglich! Das ist der Effekt des Polyvagus. Lachen, Kuscheln, Nuckeln, Küssen oder auch Staunen hilft dabei, sofort und intensiv zur Ruhe zu finden.

Das Puzzle ist fertig

In der folgenden Grafik siehst du die neun Resilienzbausteine. Sie ergänzen einander wie die Teilchen eines Puzzles. Keiner ist wichtiger als die anderen. Darum brauchst du dir keine Sorgen zu machen, wenn es bei dir eine gewisse Dysbalance gibt. Manche Faktoren hast du schon perfekt entwickelt, andere noch nicht. Am besten konzentrierst du dich erst einmal auf jene, die im Moment noch am schwächsten ausgebildet sind. Je mehr Puzzleteilchen du nutzen kannst, umso besser!

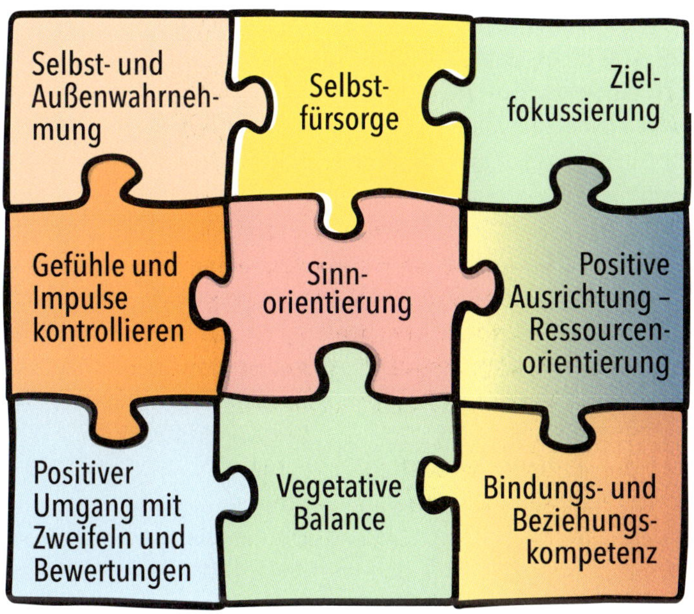

Stärke deine Resilienz

Entdecke Strategien, mit denen du alle Resilienzfaktoren stärkst. Tue Dinge für deinen Körper, für die Seele und für deine Beziehungen.

In einem gesunden Körper wohnt ein gesunder Geist. Da ist was dran. Der Körper kann den Geist nicht immer heilen. Aber alles, was du für deinen Körper tust, hilft auch der Seele. Sie wird stärker, sie kann sich leichter erholen. Darum lohnt es sich, den Körper gut zu behandeln, ihm das zu geben, was er braucht, und ihn manchmal zu verwöhnen – auch wenn dir das vielleicht schwerfällt oder du es nicht gewohnt bist.

Körper

Wichtig ist: All das gilt für den normalen Alltag. Wenn du gerade einen Flashback erlebst, dich richtig mies fühlst, weil du getriggert wurdest, wenn du neben dir stehst und panisch oder verzweifelt bist, gilt diese Regel nicht. Dann hat Priorität, dass du wieder zu dir findest, dich beruhigst und dich einfängst. Bereit?

Die Ernährung

Du bist, was du isst. Das ist eine Binsenweisheit. Wenn du unter einem Trauma leidest, ist auch dein Körper immer wieder hohem Stress ausgesetzt. Er hat also mehr zu tun als der Körper eines Menschen, der keine Traumafolgestörung hat, und er braucht besonders gute Nahrung, damit er weiterhin funktionieren kann. Was gehört dazu?

Proteine

Für die meisten Funktionen braucht der Körper Protein. Es gehört zu den wichtigsten Baustoffen des Körpers. Wir nehmen es mit der Nahrung auf. Die Bausteine der Proteine sind die Aminosäuren. Viele dieser Aminosäuren kann der Körper nicht selbst herstellen. Man nennt sie deshalb essentielle Aminosäuren. Wir müssen sie mit der Nahrung aufnehmen, damit unsere Körper daraus ganz unterschiedliche Strukturen bauen kann: Muskeln, Zellen des Immunsystems, aber auch Hormone und Neurotransmitter. Das sind die Stoffe, die die Impulse zwischen den Nervenzellen übermitteln und dafür sorgen, dass bestimmte Reaktionen ausgelöst werden. Sie bewirken, dass wir uns beruhigen können, dass wir zufrieden sind, dass wir stolz auf etwas sind, das wir geschafft haben und was uns motiviert, weiterzumachen. Fehlen bestimmte Aminosäuren, kann der Körper auch die daraus bestehenden Stoffe nicht herstellen. Er funktioniert nicht richtig, er läuft sozusagen auf Sparflamme, oder wir werden krank, erleben düstere Stimmungen, oder wir hängen durch und haben keine Energie.

Spezialisierte Labors können aus einer Blutprobe ein Aminogramm herstellen und genau sagen, welche Aminosäuren in ausreichender Menge im Körper vorhanden sind. Das ist die sicherste Methode, zu wissen, wo du vielleicht auffüllen musst. Als Faustformel kannst du auch rechnen: Pro Kilo Körpergewicht solltest du 1,3 g Eiweiß pro Tag aufnehmen. Die Hälfte davon ist idealerweise tierischen Ursprungs. Am ausgewogensten sind alle essentiellen Aminosäuren in Eiern enthalten. Achte dabei auf gute Qualität und wähle Eier von Hühnern aus Biohaltung. Darüber hinaus findest du Proteine in Fisch, Fleisch, Hülsenfrüchten wie Linsen, Kichererbsen oder Bohnen, Pilzen, Sojaprodukten wie Tofu, aber auch in klassischen Milchprodukten. Reichlich Pilze, Hülsenfrüchte und grünes Blattgemüse sind ganz besonders für Veganer wichtig, damit sie ausreichend versorgt sind. Ein hervorragender Lieferant aller Aminosäuren ist übrigens neben Pilzen die Brennnessel. Je natürlicher und vielseitiger deine Ernährung ist, umso besser.

Weitere Vitalstoffe

Daneben brauchst du natürlich noch viele andere Vitalstoffe wie Vitamine, Mineralstoffe, sekundäre Pflanzenstoffe und Ballaststoffe. Sekundäre Pflanzenstoffe sind Aroma-, Farb- und Duftstoffe in Pflanzen, Ballasttoffe solche Stoffe, die nicht verdaut werden und wie Füllstoffe wirken. Damit machen sie dem Darm die Verdauung leicht. Am einfachsten deckst du deinen Bedarf, wenn du viel unterschiedliches Gemüse und ein bisschen Obst in deinen Speiseplan einbaust, frisch und saisonal und so vielfarbig wie möglich.

Tolle Möglichkeiten bieten da zum Beispiel frische selbstgemachte Bowls, in die man fast alles hineinmischen kann. Mit einem leckeren Dressing sind sie auch optimal für unterwegs.

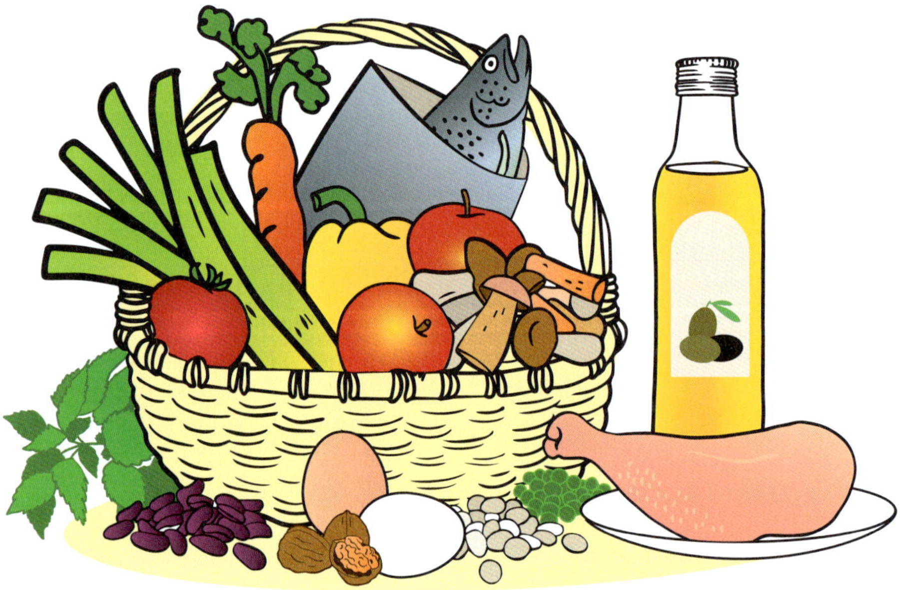

Wenn du dann noch verschiedene Nüsse und gute Öle zu dir nimmst, ist deine Ernährung schon fast perfekt.

Magnesium

Wenn du innerlich oft oder dauerhaft stark angespannt bist, könnte dir auch Magnesium fehlen, das du günstig in Form von Magnesiumcitrat (400 mg/Tag) einnehmen kannst. Magnesium ist für den gesamten Zellstoffwechsel notwendig. Es ist auch zum Entspannen und Schlafen nötig. Bei Magnesiummangel sind wir aufgeregt und angespannt. Leider ist der Magnesiumwert im Blut nicht sehr aussagefähig, aber meisten traumatisierten Menschen profitieren davon, Magnesium zu substituieren. Nimmst du zu viel, scheidet der Körper es wieder aus. Du kannst einen Selbstversuch machen. Merkst du nach 4 Wochen nicht den kleinsten Unterschied, setzt du es wieder ab. Dann ist in deiner Ernährung genug davon vorhanden.

Kohlenhydrate

Damit dein Blutzuckerspiegel nicht ständig rauf- und runterrauscht, solltest du außerdem kurzkettige Kohlenhydrate meiden. Diese kommen aus Zuckerstoffen und Produkten aus Mehl mit einem hohen Ausmahlungsgrad, also weißem Mehl. Wähle stattdessen Vollkornprodukte. Vielleicht hast du ein Low-Carb-Kochbuch, an dem du dich orientieren kannst. Ein stabiler Blutzuckerspiegel lässt dich ruhiger sein, du drehst nicht so schnell auf und fällst tagsüber seltener in irgendwelche Energielöcher.

Getränke
Kaffee in kleinen Mengen ist okay, zuckerhaltige Softdrinks und Energydrinks meide. Sie powern dich kurzfristig auf, aber eben nur kurzfristig.

Du hast dich bisher eher suboptimal ernährt? Fang mit einer Mahlzeit am Tag an, die du nach dem neuen Motto zusammenstellst. Nicht alles auf einmal.

Bewegung

Bewegung ist für den Körper nicht nur notwendig. Sie ist auch das beste Mittel gegen Angst und Panik. Das hat damit zu tun, dass körperliche Bewegung dabei hilft, das vegetative Nervensystem, also das unbewusste, zu harmonisieren und aus dem Stress- oder Panikmodus in den Entspannungs- und Regenerationsmodus zu überführen. Dann erleben wir innere Ruhe und Entspannung, wir schlafen besser und sind insgesamt ausgeglichener.

Dafür haben wir eine Faustformel: 4-mal in der Woche 40 Minuten Ausdauer- oder 20 Minuten Krafttraining. Auch Kombinationen sind gut. Gern darf es etwas mehr sein, weniger sollte es aber nicht sein. Denn dann erlebst du zwar unmittelbar nach der Bewegung einen angenehmen Effekt. Das Nervensystem stabilisiert sich aber nicht insgesamt und dauerhaft. Hältst du dich an die Faustformel, tut es das.

Welche Art von Bewegung? Das ist völlig egal. Im Ausdauerbereich kannst du walken, joggen, mit dem Rad fahren, schwimmen, Inliner oder Ski fahren, du kannst Zumba machen oder Tango tanzen oder in den Bergen wandern. Krafttraining kannst du klassisch im Fitnessstudio machen, aber auch ein Workout mit einem Online-Coach oder einer App funktioniert gut.

Kombinieren kannst du Ausdauer und Kraft gut beim Kampfsporttraining, zum Beispiel beim Taekwondo oder Judo, aber auch in einem knackigen Yogakurs, der dich gut aus der Puste bringt und deine Muskeln beansprucht.

Entscheidend ist, was dir Spaß macht. Denn dann ist es leichter, motiviert dranzubleiben.

Schlaf und Powernaps

Über Schlaf zu schreiben, ist so eine Sache. Gerade Menschen mit komplexen Traumafolgestörungen haben mit dem Schlafen ein Problem. Sie kommen nicht gut zur Ruhe, und wenn, dann fühlen sie sich oft nicht wohl. Denn gerade Menschen mit schwerwiegenden Verletzungen werden oft dann unruhig, wenn sie zur Ruhe finden. Was paradox klingt, ist eigentlich logisch: Viele funktionieren tagsüber wunderbar, sind aktiv und abgelenkt. Wenn aber nichts mehr zu tun ist, kommt die innere Anspannung wieder hoch, versteckte Sorgen oder Ängste. Auch darum tun manche Betroffene alles Mögliche, anstatt zu schlafen, obwohl es ihnen gut täte.

Wieder andere Menschen mit posttraumatischen Störungen schlafen sehr viel, manchmal mehr als 10 oder 12 Stunden am Stück. Das kann zu viel sein, sodass sie tagsüber kaum in die Gänge kommen.

Fakt ist: Viele von Trauma betroffenen Menschen schlafen suboptimal. Die Faustformel: 8 Stunden am Tag, wenn du jünger als 25 Jahre bist, mindestens 7 Stunden am Tag für Erwachsene bis zum Alter von etwa 60 Jahren. Danach nimmt das Schlafbedürfnis weiter ab. Eine gesunde Neunzigjährige kommt gut mit 5,5 Stunden Schlaf über die Runden.

So kommst du gut in den Schlaf

Was kannst du tun, um deinen Schlaf zu verbessern, sodass sich der Körper gut erholen kann, du aber nicht im Dauerdämmern bist?

Du solltest dir möglichst regelmäßige Schlafenszeiten angewöhnen. Wenn deine Hauptschlafenszeit nachts ist, gewöhne dir an, spätestens zu einer bestimmten Zeit ins Bett zu gehen, auch wenn du dich noch nicht richtig müde fühlst. Du kannst im Bett lesen oder eine Entspannungsübung machen – aber versuche, auf den Fernseher zu verzichten. Die schnellen Bilder bringen den Schlaf leicht durcheinander, während Lesen beruhigt. Manchmal braucht es eine Weile, bis man sich daran gewöhnt hat. Einen Versuch ist es auf jeden Fall wert.

Schau auch, dass du an dem Ort einschläfst, an dem du die restliche Zeit des Schlafs verbringst. Also nicht auf dem Sofa einschlafen und später ins Bett schlurfen. Das Sofa ist da zum Relaxen, das Bett zum Schlafen.

Stell dir einen Wecker für die Zeit, zu der du ins Bett gehen möchtest, und einen für die Zeit, zu der du aufstehen willst. Steh dann auch auf – selbst, wenn du noch nicht fit bist. Du kannst den fehlenden Schlaf bei einem Powernap oder in der nächsten Nacht nachholen.

Powernap

Nach dem Mittagessen, in der Zeit zwischen 13 und 15 Uhr, ist der Organismus optimal für einen Powernap eingestellt. Du kannst ein klassisches Mittagsschläfchen machen wie unsere Vorfahren und dich dafür ins Bett legen – aber nicht länger als 20 Minuten, damit du nicht in den Tiefschlaf kommst. Alternativ kannst du auch eine Achtsamkeitsmeditation im Sitzen, eine geführte Meditation im Liegen oder für fünf Minuten eine Atemübung durchführen. Der Körper entspannt sich und erholt sich, und du bist besser für die zweite Tageshälfte gewappnet.

Solltest du in Schichten arbeiten, versuche auf die Nachtschicht zu verzichten. Schichtarbeit belastet das Nervensystem und die Hormonuhr. Schon gesunde Menschen haben damit Probleme. Man wird dünnhäutiger – und das ist für dich nicht gut. Wenn irgend möglich, steig also aus der Schichtarbeit so weit aus, dass du dir einen regelmäßigen Schlafrhythmus angewöhnen kannst.

Atmung und Entspannung

Beobachtest du gelegentlich deine Atmung? Wenn ja, fällt dir vielleicht auf, dass sie manchmal oder dauerhaft flach und schnell ist. Diese Art der Atmung entsteht bei innerer Anspannung und Stress – und sie führt zu weiterer innerer Anspannung und weiterem Stress und zu Muskelverspannungen.

Atemübung

Achte im Alltag immer wieder bewusst und absichtlich darauf, ein paar tiefe Atemzüge zu nehmen, die ganz weit unten in deinem Bauch ankommen. Atme dabei am besten durch die Nase ein. Ausatmen kannst du durch den Mund, wenn das angenehmer für dich ist, oder auch durch die Nase. Außerdem kannst du die Atemübung aus dem Notfallkoffer auch immer wieder in deinem Alltag einsetzen, wenn gar kein Notfall vorliegt. Sie tut gut und entspannt, und je öfter du deinen Atem in Ruhe steuerst, umso mehr gewöhnt sich der Körper daran und kann es wieder von selbst tun.

Entspannung

Eine entspannte Muskulatur führt zu einem entspannten Geist. Dies gilt auch umgekehrt: In einem entspannten Körper gibt es keine innere Anspannung. Das heißt: Alles, was du tust, um deinem Körper beim Entspannen zu helfen, hilft auch direkt und unmittelbar deiner Psyche und macht dich ruhig.

Dass Sport und aktive Bewegung ein guter Weg sind, haben wir weiter oben schon gesehen. Auch Massagen sind hilfreich. Wenn du es angenehm findest, massiert zu werden, gönne dir ruhig regelmäßig eine Massage bei jemandem, dem du vertraust. Auch Fußmassagen können entspannend wirken. Wenn du nicht gern von jemand anderem angefasst wirst, kannst du ein Gerät für die Selbstmassage nutzen, das ebenfalls einen tiefen Effekt haben kann. Es gibt inzwischen viele Geräte zur Faszien-Selbstmassage, die den gesamten Körper lockern und entspannen. Auch eine Faszienrolle leistet gute Dienste. Und natürlich ein Bad in duftendem warmen Wasser oder der Besuch einer Sauna, wenn du das magst.

Psyche – Geist und Gefühle

In diesem Abschnitt findest du viele Instrumente – ich nenne sie Hacks – die deine Psyche stärken. Sie sind nicht wichtiger oder unwichtiger als die Hacks für den Körper. Sie ergänzen sie. Fang mit dem an, der dir am leichtesten fällt. Du weißt ja: Jeder Schritt ist wichtig und hilft, egal wie klein er ist!

Die Wahrnehmungsübung – nicht nur für den Notfallkoffer gut!

Wer unter einem Trauma leidet, ist oft nicht ganz in der aktuellen Realität. Gerade das im Hier uns Jetzt sein aber gibt im Alltag Stabilität und hilft dabei, zu dem Schweren, das man mit sicher herumträgt, einen Ausgleich zu schaffen. Man fühlt sich dann leicht, friedlich und lebendig.

Damit du das immer öfter erlebst, kannst du das Ankommen im realen Hier und Jetzt, wo ja in der Regel vieles gut ist, täglich üben. Du findest im Kapitel über den Notfallkoffer (Seite 79) die Wahrnehmungsübung, die dich ins Hier und Jetzt holt. Wenn du sie täglich nutzt, auch wenn es dir gut geht und du stabil bist, wird sie dich immer zuverlässiger auch aus schwierigen Zuständen herausholen.

Die Faustregel: Übe sie zehnmal täglich. Die Übung ist ganz kurz, und nach ein paar Tagen brauchst du nicht mehr als 30 Sekunden dafür. Hilfreich ist ein Handyton, der dich einmal in der Stunde daran erinnert. Dann kannst du kurz innehalten und dich mit der Übung ins reale Hier und Jetzt zurückbeamen. Nach und nach automatisiert sich die Übung und wirkt fast augenblicklich.

Die Komfortzone verlassen

Es mag paradox klingen: Während wir uns nach Sicherheit und Verlässlichkeit sehnen, nach einer Umgebung, in der alles vertraut ist, stärkt das genaue Gegenteil auch. Entscheidend für die psychische Stabilität ist eine gute Balance von Bekanntem und Neuem.

Wenn wir uns vorstellen, dass jeder Mensch eine Komfortzone hat, in der er sich am liebsten aufhält, wird das leichter verständlich. Die Komfortzone ist nämlich nicht etwa das, was uns ein gutes Gefühl gibt. Es ist das, was wir kennen. Dahin strebt jeder Mensch, egal ob die Komfortzone gut oder schlecht für ihn ist, gesund oder ungesund.

Wenn du dich mit neuen Dingen beschäftigst, verlässt du deine Komfortzone. Während du dieses Buch liest, ist deine Komfortzone noch durch dein Trauma geprägt. Gesundwerden findet überwiegend außerhalb deiner Komfortzone statt.

Was kann dieses Neue sein? Du könntest mit dem Rad zur Arbeit fahren, wenn du bisher das Auto genommen hast. Du könntest eine neue Sprache lernen, dir ein neues Hobby zulegen, allein oder mit anderen. Du könntest über dich sprechen, wenn du es bisher nicht getan hast, oder es nicht mehr so oft tun, wenn du es bisher ständig getan hast. Du könntest damit anfangen, dich in irgendein Thema zu vertiefen, das dich interessiert. Du magst Fußball? Mach dich schlau über Spie-

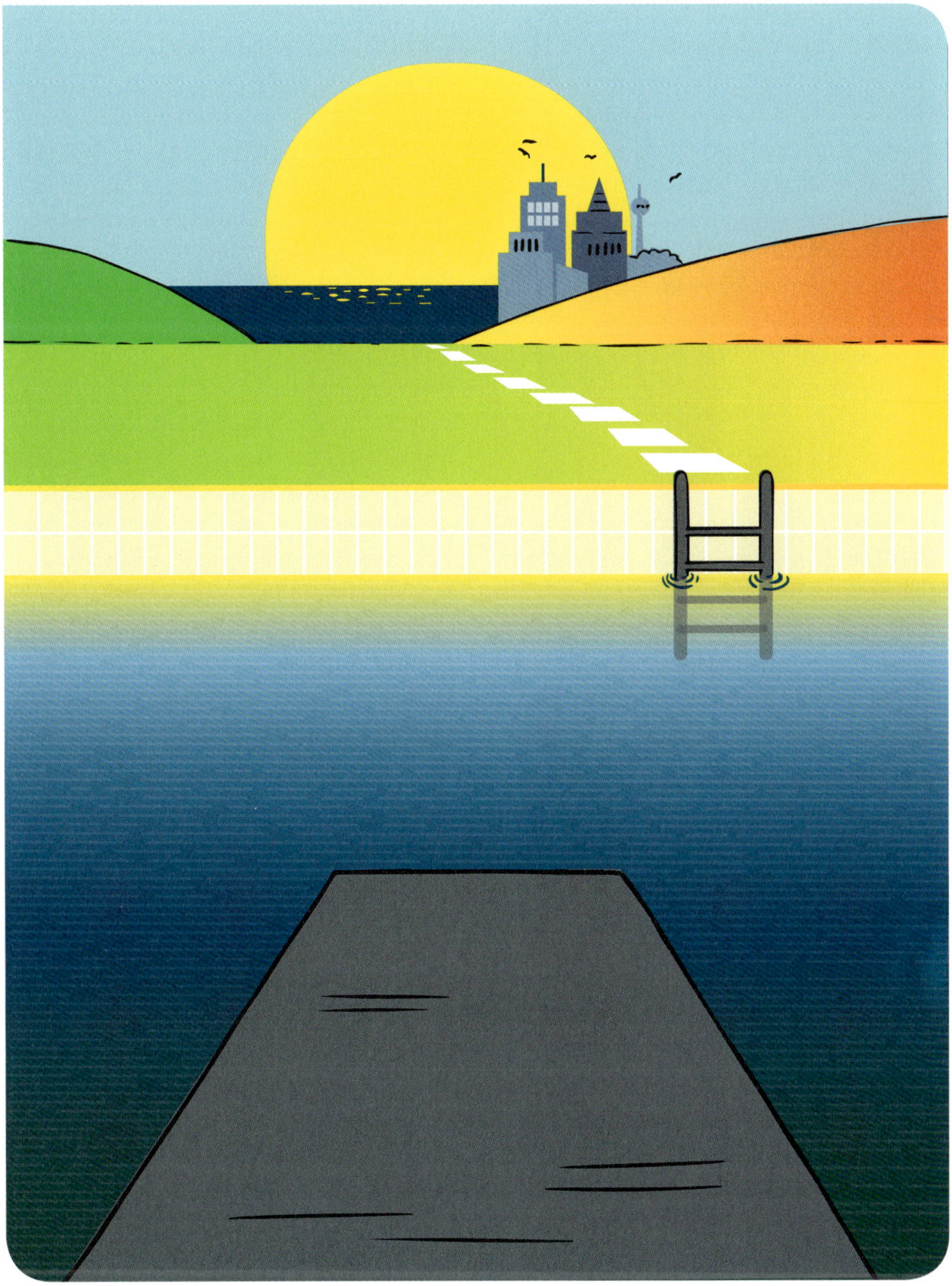

ler und Vereine, lies Chroniken und aktuelle Berichte. Du magst es, kreativ zu sein? Lerne Nähen oder Töpfern, richte ein Zimmer in deiner Wohnung komplett neu ein, schreibe Geschichten oder Gedichte oder Tagebuch oder lerne Bildbearbeitung am Computer. Du kannst auch etwas ganz Neues erschaffen: zum Beispiel einen Verein gründen oder eine Arbeitsgruppe bilden, mit der du gemeinsam etwas auf den Weg bringst, das dir wichtig ist.

Lernen

Das Hirn liebt Beschäftigung. Sicher beschäftigst du dich viel – aber bestimmt nicht immer auf die optimale Weise. Lerne etwas Neues! Das aktiviert nicht nur die Neuronen – es macht auch stolz! Etwas Neues zu können, stärkt dein Selbst. Du merkst dabei, dass du kompetent bist.

Es ist völlig egal, was du lernst. Reifen wechseln, ein neues Computerprogramm, Chemie verstehen, ein Instrument spielen, deinen Kindern die Haare selbst schneiden, kochen oder etwas reparieren: Lernen ist Balsam für den Geist!

TV, Netflix, Social Media und Co.

Leider, leider, leider – unser Medienkonsum tut uns nicht gut. Er mag kurzfristig ablenken und damit ein gutes Gefühl oder zumindest überhaupt kein Gefühl geben – aber er ist ungesund, weil er unlebendig ist. Spaß aus zweiter Hand, Ablenkung und Verdrängung, während das echte Leben an dir vorbeizieht. TV, Netflix und Instagram sind die kleinen Süchte, die uns ein intensives Leben vorgaukeln. Du zahlst dafür aber einen hohen Preis. Medienkonsum löst im Gehirn oft Stress aus und belastet zusätzlich. Außerdem stielt er dir die Zeit, die du brauchst, um wirklich Stärkendes zu tun.

Faustregel: maximal eine Stunde täglich, insgesamt. Überlege also, ob du lieber auf Instagram gehen möchtest oder eine Folge deiner Lieblingsserie anschauen willst. Lass das Handy mal am Sonntag zuhause. Lass den Fernseher aus und lies stattdessen ein Buch. Jede Stunde, die du nicht mehr an die elektronischen Medien verschenkst, ist eine Stunde, die du für dich und deine Heilung verwenden kannst – also für etwas, das dir wirklich guttut.

Dankbarkeit

Du erlebst sicher immer wieder unangenehme Gefühle. Dankbarkeit kann dabei helfen, die andere Waagschale zu füllen. Ich mag eine Übung ganz besonders: das Diamantensammeln. Dafür schreibst du jeden Abend sechs Dinge auf, die den Tag wertvoll gemacht haben. Und zwar jeden Tag, auch an schlechten Tagen. Genau sechs, nicht mehr und nicht weniger. Das können Momente sein, in denen du dich gut gefühlt hast, egal, warum. Etwas, wozu du dich überwunden hast und was schwer war. Ein kleiner Erfolg. Ein Moment, in dem du jemand anderem geholfen oder eine Freude gemacht hast. Oder etwas, das jemand anderes für dich getan hat. Es kann auch ein Glück im Unglück gewesen sein oder dass du dich, als es dir schlecht ging, wieder herausgearbeitet hast.

Ich schreibe mir meine Diamanten abends in ein kleines Heft. Es tut gut, sie immer wieder anzuschauen und zu merken: Es gibt viel Wertvolles und Schönes, jeden Tag.

Freude und Spaß

Ich bin sicher: Es gibt oder gab schon Dinge, die dir Freude gemacht haben. Der berühmte Arzt Dr. Carl Simonton sagte einmal: Wer nicht täglich eine Stunde Spaß hat, wird krank. Und wer täglich eine Stunde Spaß hat, wird gesund.

Vielleicht hast du gerade an wenigen Dingen Spaß. Das macht nichts. Fang damit an, alles aufzuschreiben, was du irgendwann mal gern getan hast oder was dir Genuss bereitet hat oder bereitet. Schreib eine Liste mit mindestens 40 verschiedenen Punkten! Ja, ich weiß, das ist viel. Aber es geht. Jeder Mensch hat eigene Vorlieben, jedem tut etwas anderes gut. Schneebälle werfen. In den Sternenhimmel blicken. Eis essen. Mit einem lieben Menschen telefonieren. Skat spielen. Sport treiben oder dabei zuschauen. Eine Reise machen. Laut Musik hören. Walderdbeeren pflücken und gleich aufessen. Eine Katze streicheln. Motorrad fahren. Etwas basteln. Die Kopfmassage beim Friseur. Puzzeln. Und wenn du wirklich nicht auf 40 Aktivitäten kommst, überlege, was dir Spaß gemacht hast, als du klein warst. Oder was du genießen könntest, wenn du es tätest. Auf einem Segelboot über den Ozean reisen? Klavier spielen? Egal, was es ist: Schreib alles auf. Und dann baue diese Aktivitäten für eine Stunde täglich in dein Leben ein. Am Stück, in kleinen Einheiten, ganz egal. Du wirst sehen: Du wirst dich nach und nach besser fühlen und wirst das ein oder andere davon schon bald genießen.

Natur

Die Natur ist ein wunderbarer Heiler. Sie hilft uns, bei uns selbst anzukommen, sie beruhigt und lässt uns oft ganz unerwartet innere Ruhe und Frieden spüren.

Wenn du in die Natur gehst, nimm nichts mit, was dich ablenken kann. Keine Musik auf den Ohren, kein Handy in der Tasche. Geh in den Wald, auf einen Berg oder an einen Fluss oder ans Meer und nimm dir Zeit. Drei oder vier Stunden reichen, damit du dich nach und nach in den Rhythmus der Natur einschwingst und dich plötzlich geborgen und sicher fühlst. Die Natur entschleunigt und harmonisiert das Nervensystem. Intensives Grün im Wald, das Zwitschern von Vögeln oder intensive Weite geben der Seele Frieden. Egal, wie verletzt sie ist.

Beziehungen

Was sind die wichtigsten Faktoren dafür, lange gesund zu bleiben und gesund alt zu werden? Zum einen sollte man natürlich auf ungesunde Angewohnheiten verzichten, nicht rauchen oder zu viel Alkohol trinken. Aber noch wichtiger sind menschliche Beziehungen. Menschen, die viele Kontakte haben, auch oberflächliche, die über den Tag hinweg mit vielen verschiedenen Leuten sprechen, sind gesünder und stärker als solche, die überwiegend allein sind. Wenn wir die Alten auf den Plätzen in Südfrankreich sehen, die Boule spielen, über dieses und jenes reden, einen Plausch mit dem Briefträger halten, mit dem Wirt und der Kellnerin quatschen und mit den Touristen, die am Nachmittag vorbeikommen – sie tun damit etwas Wichtiges für ihre Gesundheit und für ihre seelische Stabilität. Zugegeben: In unseren Breiten sind viele Menschen verschlossener und es ist nicht immer leicht, mit ihnen in Kontakt zu kommen. Dennoch geht es besser, als man glaubt, wenn man es einfach mal macht.

Komm in Kontakt

Wie erreichst du das? Indem du einen Menschen nach dem Weg fragst, anstatt das Navi zu benutzen; jemandem ein Kompliment machst, jemandem dankst, der freundlich ist, zum Beispiel der Bäckereifachverkäuferin. Du kannst den Aushilfsbriefträger fragen, wie lange er die Post zustellen wird oder was er sonst macht. Oder jemanden auf der Straße grüßen, den du nicht kennst. Oder du stellst deinen Kollegen auf der Arbeit Fragen: Warum arbeiten sie in ihrem Beruf, wo leben sie, haben sie Kinder? Du wirst sehen: Viele Menschen werden schon nach kurzer Zeit auftauen und dir gegenüber offen und freundlich werden. Das tut unglaublich gut.

Nahe Beziehungen

Daneben spielen die nahen Beziehungen eine wichtige Rolle für die psychische Stabilität. Wer steht dir nah und wie gehen diese Menschen mit dir um? Wen sehen sie in dir, was denken sie über dich? Vertrauen sie dir, glauben sie an deine Stärke, lieben sie dich oder sehen sie dich als Problemfall, als Opfer, als schwach und hilfsbedürftig?

Die Menschen, die dir am nächsten sind, bestimmten dein Selbstbild zu einem großen Teil. Wer wie ein Problemfall behandelt wird, mit Vorsicht und Rücksicht, fühlt sich bald auch als Problemfall. Wem etwas zugetraut wird, der traut sich auch selbst mehr zu.

Mach den Check: Sehen die Menschen, mit denen du die meiste Zeit verbringst, deine Freunde, dein nächster Mensch, etwas Gutes und Schönes in dir oder nicht? Und wie behandeln dich diese Menschen? Wertschätzend und unterstützend, auf Augenhöhe oder nicht? Sind sie für dich da oder nutzen sie dich aus? Erlauben sie dir, sowohl stark als auch schwach zu sein? Schauen sie liebevoll auf deine Schwächen, anstatt sie auszunutzen oder sie dir vorzuwerfen?

Es lohnt sich, die Nähe von Menschen zu suchen, die bereit sind, das Starke, Schöne und Gute in dir zu sehen und dich so zu schätzen, wie du bist. Menschen, die offen dafür sind, dass du wächst und dich veränderst und gesünder wirst. Menschen, die sich das für dich wünschen.

Gerade wenn du durch andere Menschen traumatisiert wurdest, hast du vielleicht bisher dazu geneigt, dich schlecht behandeln zu lassen, den falschen Menschen zu vertrauen, oder du hast dich vor nahen Beziehungen geschützt und warst schnell auf der Flucht, wenn es schwierig wurde. Es ist nicht leicht, das von einem Tag auf den anderen zu verändern. Auch Beziehungen finden in Komfortzonen statt. Wir fühlen uns in der Regel unsicher, wenn wir etwas erleben, was wir nicht kennen – selbst wenn es etwas Gutes ist. Schau dich in deinem Umfeld um. Wer sind die Menschen, die wirklich wertschätzend sind, die gut mit dir umgehen? Und wie kannst du etwas mehr Zeit mit ihnen verbringen?

Gleichzeitig ist ein wichtiger Schritt auf dem Weg zur Heilung, dass du dich von Menschen, die dich traumatisiert haben, distanzierst. Denn sie können dich jederzeit erneut triggern, und die Nähe zu ihnen tröstet nicht, sondern verstärkt die alten Verletzungen und kann retraumatisieren. Solche Menschen sind im wahrsten Sinn des Wortes toxisch für dich. Beende toxische Beziehungen konsequent und möglichst sofort. Und sorge dafür, dass dich Täter oder Menschen, die dich ausnutzen, nicht mehr erreichen, auch nicht digital.

Deine Umgebung

Wenn du schwere Traumata mit dir herumträgst, kann es sinnvoll sein, an einen Ort zu ziehen, der nicht vorbelastet ist. In der alten Umgebung wimmelt es von Triggern, und woanders fühlt man sich oft automatisch besser. Man kann neu anfangen. Wenn es einen Ort gibt, an dem du dich besonders wohl und gesund fühlst, dann schau, ob du dort leben kannst.

Wie mit Erinnerungen umgehen?

Du wirst in deinem Alltag sicher immer wieder erleben, dass Erinnerungen auftauchen an das, was du erlebt hast. Das müssen nicht immer Flashbacks sein. Sicher wärst du diese Erinnerungen gern los. Noch besser nutzt du sie, indem du sie in ein kleines Schreibheft notierst. Dort zeichnest du auf, was immer wieder eine Rolle spielt in deinen Gefühlen, deinem Verhalten oder deinen Entscheidungen. Wenn du eine Therapie machst, helfen sie zu verstehen, wo die Therapie ansetzen kann, um das Trauma aufzulösen.

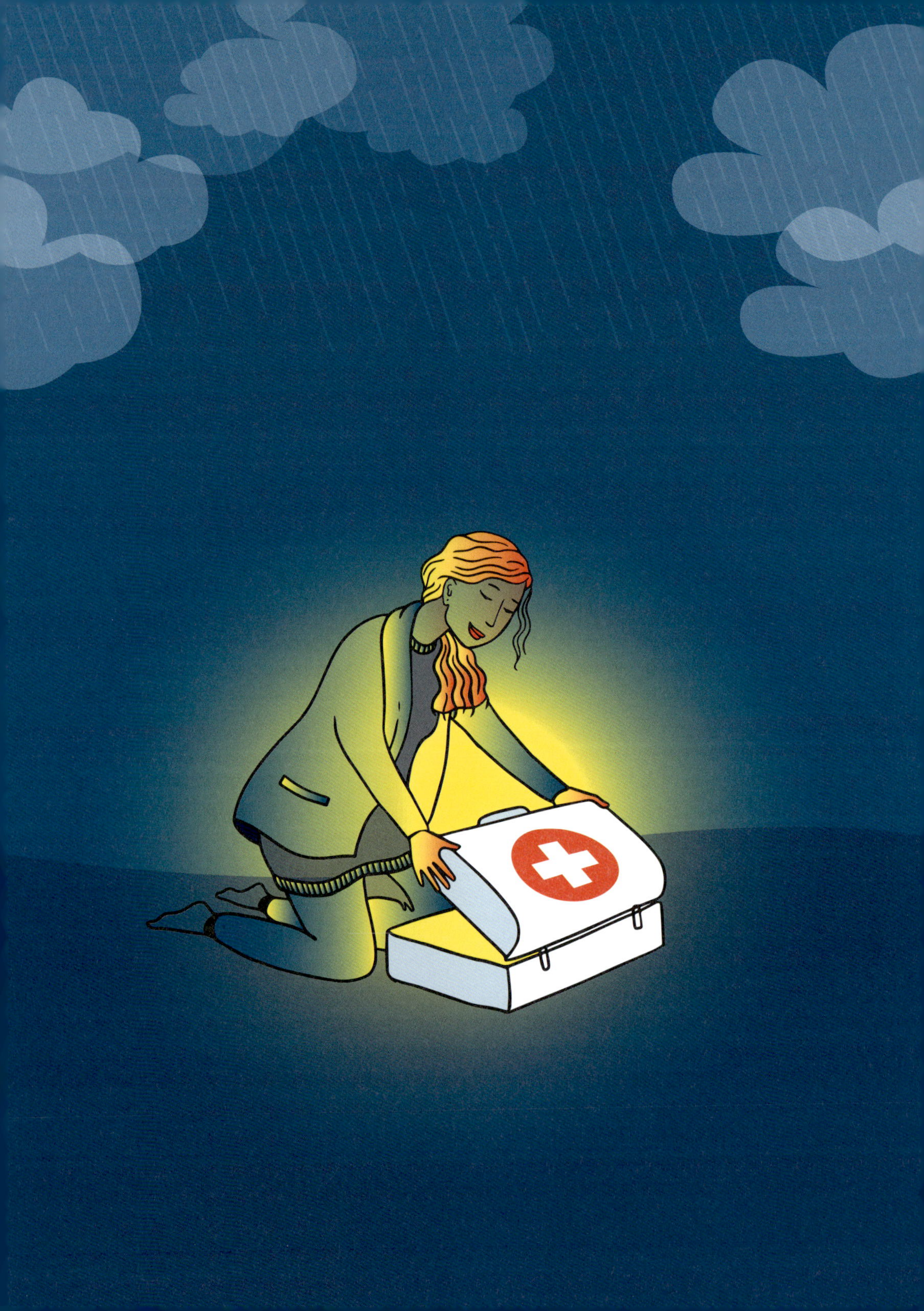

Der Notfallkoffer – es geht los!

Viel mehr als eine Tool-Box für Notfälle: Der Notfallkoffer enthält Schätze, die dich in Krisen und auch drumherum stärken und dir Sicherheit geben!

Der Weg aus der Ausnahmesituation

Entdecke, wie du aus deinen Tiefs wieder herauskommst. Dafür findest du ganz viele Möglichkeiten!

Wir haben uns bis hier angeschaut, was du langfristig tun kannst, um innerlich und äußerlich stärker zu werden, damit dir die Dinge des Alltags, aber auch die größeren Verwerfungen des Lebens immer weniger ausmachen und du eher daran wächst, als dich davon gebremst zu fühlen. Denn am Ende entscheidest du: Ist das, was du vor dir hast, ein Hindernis oder ist es ein Sprungbrett? Führt das Gewicht auf deinen Schultern dazu, dass du dich ihm beugst, oder trainierst du damit deine Muskeln, bis du es erfolgreich abschütteln kannst?

Bis es so weit ist, wirst du wahrscheinlich noch das ein oder andere Mal von deinen traumatischen Erfahrungen eingeholt werden. Genau dafür ist der Notfallkoffer gedacht! Denn er hilft dir dabei, dass die Erfahrungen dich nicht umhauen oder die Kontrolle über dich übernehmen. Was du in den Notfallkoffer packst – und das werden ganz reale Dinge sein! –, hilft dir, schnell aus alten Gefühlszuständen auszusteigen, dich zu erden, ins Hier und Jetzt zurückzukommen, dich zu orientieren, dich zu beruhigen, und es hilft dir, gut mit dir umzugehen, falls du bisher vielleicht dazu geneigt hast, Suchtmittel zu nutzen oder dich selbst zu verletzten.

Der Notfallkoffer wird also genau das sein, was sein Name verspricht: der Ort, an dem sich jene Dinge befinden, die dir ganz konkret und kompromisslos helfen, wenn das Hirn aussetzt oder du körperlich im Ausnahmezustand bist.

Gebrauchsanweisung für den Notfallkoffer

Der Notfallkoffer ist also das kurzfristige Heilmittel für unterschiedliche Zustände, die aus traumatischen Erfahrungen entstanden sind: große Aufregung, Angst oder Panik, Verzweiflung, »Abschalten« oder Nichts-mehr-Fühlen. Außerdem für Momente, in denen dein Kopf nicht mehr zu gebrauchen ist, du Erlebtes nicht aus ihm herausbekommst oder in denen dein Körper mit Schmerzen, Beklemmung, Verspannung oder anderen unangenehmen Gefühlen reagiert. Er ist eine Schatztruhe voller positiver Trigger, die gute, stabile und gesunde Zustände auslösen. Denn Trigger wirken ja nicht zwangsläufig negativ. Es gibt die schlechten und die guten, und alles, was in deinem Notfallkoffer ist, hat wundervolle Wirkungen, die dich wieder zu dir selbst zurückbringen, in Ruhe, in innere Sicherheit oder in ein Gefühl von Geborgenheit und Aufgehoben- oder Getragen-Sein.

Gebrauch in Notsituationen

Du kannst und solltest den Notfallkoffer immer dann aufmachen, wenn es dir schlecht geht. Wenn du neben dir stehst, in einem Gefühl gefangen bist, einen Fluchtreflex oder Suchtdruck hast oder ein Flashback dir zu schaffen macht, der Körper unter Spannung steht oder du dich schwach und taub fühlst. Genau dann enthält dein Notfallkoffer alles Wichtige, um dich aus einem solchen Zustand wieder herauszuholen. Einerseits beinhaltet er Dinge, die dich mit Kraftquellen aus deinem Leben, deiner Vergangenheit, deiner Zukunft und deinem Umfeld in Verbindung bringen. Andererseits Sachen, die dir dabei helfen, dich wieder zu spüren und wieder in Kontakt mit dir selbst zu kommen.

Gebrauch zur Stärkung

Du kannst den Notfallkoffer aber auch ganz abseits von Notsituationen immer wieder aufmachen und seinen Inhalt anschauen. Weil er alles enthält, was dir guttut und dich stärkt, ist er gut für einen schönen Tagesabschluss oder eine Zwischenstation vor einem wichtigen Termin. Die Beschäftigung mit seinem Inhalt stärkt dich auch in ganz normalen Situationen. Denn er steht für alles, was gut ist, um dich herum und auch in dir selbst. In traumatischen Zuständen weißt du das nicht, du hast es vergessen. Aber es ist da, immer. Und wenn du dich immer wieder damit beschäftigst, wird es dir bewusster. Du legst jedes Mal etwas in die positive Waagschale, wenn du den Notfallkoffer öffnest und dich dem zuwendest, was er enthält.

Aus dem Notfallkoffer wählen

Ganz bestimmt brauchst du nicht in jeder Situation alles aus deinem Koffer. Manchmal ist es vielleicht nur eine einzige Sache, die deinem Gefühl eine gute Wendung gibt oder dich zurückholt in die Gegenwart und die aktuelle Realität. In anderen Situationen brauchst du vielleicht mehr, oder einiges nacheinander. Ich kenne Menschen, die, wenn sie den Koffer öffnen, seinen ganzen Inhalt ausschütten, zum Beispiel auf einen schönen Teppich in ihrer Wohnung, und die sich mitten hineinsetzen, um alles um sich herum zu haben, was ihnen Kraft und Stärke gibt – wie einen magischen Kreis, durch den nichts Schlimmes hindurchkann. Dann spüren sie sehr schnell, was jetzt das Richtige ist, womit sie sich zuerst beschäftigen möchten, was sie anschauen oder in die Hand nehmen wollen, was sie anhören möchten oder was sie mitnehmen wollen, weil sie zum Beispiel entschieden haben, eine kalte Dusche zu nehmen. Dann greifen sie vielleicht nach dem Duschschwamm und ihrem Lieblingsduschgel, das so gut riecht. Und später gehen sie in den Kreis zurück und tun etwas anderes. Vielleicht Musik hören und dabei ein paar schöne Dinge in die Hand nehmen, die an liebevolle und wichtige Menschen oder besondere Orte erinnern.

Darum ist es gut, lieber etwas zu viel im Notfallkoffer zu haben als zu wenig. Stell dir vor, du gehst auf eine Reise in ein Land namens Gesundheit oder Lebendigkeit. Du weißt, der Weg ist weit und manchmal auch steinig. Du weißt nicht genau, welches Wetter dich unterwegs erwartet. Darum ist es sinnvoll, ein paar mehr Dinge mitzunehmen, auch wenn du unterwegs nicht alle brauchst.

Der Notfallkoffer verändert sich

Der Inhalt des Koffers darf außerdem mit der Zeit wachsen. Vielleicht findest du in deinem nächsten Urlaub etwas, das hinein soll, oder du entdeckst in einer Schublade einen wunderschönen Gegenstand, den du schon ganz vergessen hattest. Der Inhalt des Koffers darf mit der Zeit mehr werden und natürlich darfst du auch jederzeit wieder etwas austauschen. Denn manchmal merkt man ja erst, wenn man etwas nutzt, wie gut es funktioniert. Manches entfaltet eine fantastische und heilsame Wirkung, anderes bleibt hinter der Erwartung zurück. Dann zögere nicht und ersetze es durch etwas Besseres.

Der Notfallkoffer gehört nur dir

Typischerweise befindet sich dein Notfallkoffer zuhause an einem besonderen Ort, wo er leicht zu finden ist. Es ist gut, wenn du ihn schützt, auch vor anderen. Was heißt das? Du kannst natürlich einen vertrauten und wirklich positiven Menschen um Tipps oder Ideen bitten, was seinen Inhalt angeht. Aber der Koffer gehört dir ganz allein.

Es kann sein, dass ihn jemand bei dir zuhause sieht und danach fragt und vielleicht sogar hineinschauen möchte. Das ist nicht hilfreich, dein Koffer sollte auf jeden Fall geschützt bleiben. Ein Mensch, der dich ernst nimmt, sollte akzeptieren, wenn du sagst: »Das ist ein Geheimnis. Ich möchte es niemandem zeigen.

Bitte respektiere das«, oder etwas Ähnliches. Wenn jemand von deinem Trauma weiß, kannst du natürlich auch erzählen, dass es ein Notfallkoffer ist, der dir genau dann hilft, wenn es dir schlecht geht. Aber lass niemanden hineinschauen.

Der Koffer sollte immer vollständig sein

Wenn du an anderen Orten als zuhause Trigger erlebst oder viel unterwegs bist, kannst du auch Teile des Inhalts mitnehmen. Manche Dinge lassen sich verdoppeln. Ein wichtiges Foto aus deinem Notfallkoffer kannst du auch in deinen Geldbeutel stecken, genauso wie eine Liste, die du oft verwendest. Bestimmte Sachen kannst du auch im Auto aufbewahren oder in einer Schublade am Arbeitsplatz. Aber: Der Notfallkoffer zuhause sollte immer alles beinhalten, was in ihn hineingehört. Verteile seinen Inhalt also nicht auf verschiedene Plätze, sondern vervielfältige ihn. Wenn du einen Teil seines Inhalts in einer schönen Tasche mit auf einer Reise hattest, leg ihn sofort in den Notfallkoffer zurück, wenn du wieder zuhause bist. So kannst du jederzeit sicher sein, dass du im Koffer alles findest, was du brauchst, ganz egal wann du ihn aufmachst.

Der Zeitpunkt des Packens

Weil du deinen Notfallkoffer genau dann benötigst, wenn du keinen Kopf dafür hast, ihn zu kaufen oder herzustellen und mit den richtigen Dingen zu füllen, also in einer Ausnahmesituation, ist jetzt der richtige Moment, ihn vorzubereiten! Dann ist er fertig, wenn du ihn brauchst. Darum fang gleich damit an! Es ist ganz egal, ob du erst den Koffer besorgst oder ob du damit anfängst, die Dinge zu sammeln, die hineinkommen sollen. Du kannst eins nach dem anderen machen oder auch beides hintereinander.

Den Notfallkoffer finden

Jetzt ist es an der Zeit, das Behältnis zu finden, das zu deinem Notfallkoffer werden soll. Was kann das alles sein?

Wichtig ist: Der Behälter muss groß genug sein, damit du wirklich alles hineinpacken kannst, was du im Notfall brauchst und was dir weiterhilft. Es soll auch übersichtlich sein. Wenn du also den Notfallkoffer am Ende nur mit Ach und Krach zumachen kannst und im Innern alles ineinandergequetscht ist, ist das nicht hilfreich für den Tag, an dem du schnell einen Überblick brauchst, um das eine Ding zu entdecken, das dich rettet.

Da ich nicht weiß, was du alles einpacken möchtest und wie groß deine Schätze sind, kann die ideale Größe von der einer kleinen Schachtel bis zu der eines richtigen Koffers reichen.

Mein Tipp: Wähle das Behältnis lieber etwas größer als ganz klein, sodass du die

Dinge übersichtlich sortieren kannst und wirklich nicht lange suchst, wenn du den Koffer öffnest. Dann kannst du mit einem Blick erfassen, was da ist, und gleich das herauszuziehen, was dich als Erstes perfekt unterstützt.

Natürlich gibt es auch von dieser Regel, wie von allen Regeln, Ausnahmen. Wenn du es liebst zu stöbern und zu kramen, dann ist etwas Kleineres für dich vermutlich doch besser. Dort kannst du herumwühlen, oder du kannst den Inhalt auf dem Teppich ausschütten, wenn dir das gefällt.

Bei der Auswahl lass dich ganz von deinem Gefühl leiten. Vielleicht findest du:

- einen Koffer, modern oder antik
- eine Holz- oder Metallkiste
- eine Schachtel, viereckig oder rund
- eine große Keksdose
- einen Safe
- eine Truhe
- einen Korb, den man verschließen kann
- einen geräumigen Rucksack
- ein Fass, das verschließbar ist
- einen Gitarren- oder Geigenkasten
- einen schön bemalten Pappkarton
- ein großes Versandpaket von der Post, dekoriert oder bemalt
- einen alten Schulranzen
- eine große Tasche

Wann ist es das Richtige? Wenn du hinschaust und ein Lächeln in den Mundwinkeln spürst und ein gutes Gefühl im Bauch. Dann ist es perfekt. Ob du dann eine alte Piratenschatzkiste, ein cooles Ölfass, einen Lederschulranzen oder einen mit Blümchenmuster-Tapete beklebten dicken Pappkarton in deiner Wohnung stehen hast, hängt ausschließlich von deinem Geschmack ab.

Du darfst und sollst also deiner Kreativität freien Lauf lassen. Wenn du gern bastelst oder werkelst, kannst du das Behältnis sogar komplett selbst herstellen. Wenn du gern shoppen gehst, kannst du auf die Suche nach dem perfekten Gegenstand gehen, im Internet, in einer Stadt in deiner Nähe, auf dem Flohmarkt, beim Trödler, bei Freunden, im Urlaub, auf Dachböden. Nimm dir Zeit, bis du wirklich das Richtige gefunden hast. Es geht um etwas, das für dich wirklich sehr wichtig ist.

Dann mach das Behältnis sauber, außen wie innen. Reinige es gründlich, bis es sauber und frisch ist und gut riecht. Einzige Ausnahme: Es ist etwas Altes und hat schon einen Geruch, den du liebst. Dann wische es nur leicht aus, damit es rein ist, aber schau, dass du den guten Geruch bewahrst. Danach bemale oder dekoriere deinen Behälter nach deinem Geschmack. Der Notfallkoffer ist dein Freund, er wird dir in vielen schwierigen Situationen beistehen und eine wahrhaftige Schatzkiste für dich sein. Es lohnt sich also, sich für die Auswahl und auch das Fertigstellen viel Muße zu lassen.

Vielleicht möchtest du den Koffer oder die Kiste auch abschließen können, um ihren Inhalt vor neugierigen Blicken zu schützen? Das kann sinnvoll sein, wenn du Kinder hast, die alles aufmachen, weil Kinder ja immer auf der Suche nach Schätzen und Geheimnissen sind.

Wenn du deinen Notfallkoffer verschließt, achte bitte darauf, dass du den Schlüssel oder die Zahlenkombination an einem Ort hinterlegst, an dem du ihn findest, wenn du aus der Spur bist. Geeignet ist z. B. ein Schlüssel an deinem üblichen Schlüsselbund, eine Zahlenkombination als Notiz in deinem Handy und zur Sicherheit auch noch woanders.

Und nun leg los! Dein Koffer wartet darauf, gefunden oder gebaut und gestaltet zu werden!

Packe deinen Koffer

In einen Notfallkoffer kann eine ganze Menge hinein! Alles, was dir helfen kann, dich wiederzufinden, dich zu spüren, dich zu stabilisieren, dich in deiner Haut wieder wohlzufühlen, dich selbst wieder auszuhalten. Alles, was gesund und gut für dich ist, darf darin gesammelt werden. Ein Notfallkoffer ist eine große und besondere Schatzkiste und nun ist es an der Zeit, dass du sie mit vielen Schätzen füllst.

Und natürlich weißt du: Auch wenn wir hier vom Notfallkoffer sprechen, ist deiner vielleicht gar kein Koffer, sondern eine Kiste, ein Karton, eine Tasche, eine Truhe, ein Safe, oder etwas ganz anderes, was zu dir passt.

In den nächsten Abschnitten findest du viele Vorschläge für Dinge, die in deinen Notfallkoffer passen könnten. Nimm sie als Anregungen und prüfe, ob sie dir sympathisch sind. Einige davon kennst du sicher schon und viele davon haben dir vielleicht sogar schon einmal geholfen. Wenn sie gut und hilfreich waren, tu sie in deinen Koffer. Dort haben sie einen besonderen Wert, denn sie haben sich ja schon bewährt. Sie sind sozusagen geprüft und deshalb besonders gut. Dann ergänzt du sie durch weitere Schätze.

Ganz klar: Wenn du Vorschläge findest zu etwas, das du in der der Vergangenheit schon probiert hast, das dir aber nicht geholfen hat, kommt es natürlich auch nicht in deinen Koffer. Dann mag es jemand anderem helfen, dir aber eben nicht. Dann hat es in deinem persönlichen Koffer nichts zu suchen.

Aber manches wird dabei sein, was du noch nicht ausprobiert hast, woran du vielleicht nicht einmal gedacht hättest. Probiere es bitte aus, damit du weißt, ob es gut für dich ist. Du kannst es also erst einmal in deinen Koffer packen und dann auf seine Wirksamkeit testen, wenn es nötig ist. Hilft es nicht, pack es wieder aus und nutze etwas anderes, das in deinem Koffer ist. Auswahl ist gut, deshalb achte darauf, alles einzupacken, was dir positiv vorkommt. Das darf ruhig mehr sein, als du im Notfall brauchen wirst. Besser, du hast zu viel im Koffer als zu wenig, oder?

Wie und wann?

Die Schätze, die in deine Schatztruhe kommen, hast du sicher schon zum Teil zuhause. Andere lassen sich mühelos besorgen. Fang einfach mit denen an, die du am einfachsten zusammentragen kannst. Dann können die anderen nach und nach dazukommen.

Nach manchen wirst du ein bisschen suchen müssen. Es sind teilweise sicher besondere Dinge oder solche, die vielleicht in einer Kiste im Keller liegen. Aber sobald sich die ersten Schätze in deinem Notfallkoffer befinden, kannst du ihn schon nutzen. Es lohnt sich also, sofort anzufangen. Jeder zusätzliche Schatz macht dich reicher.

Was du auf jeden Fall schon bald nutzen kannst, sind die unterschiedlichen Listen, die du am Ende dieses Buchs findest. Du brauchst nur einen Stift und etwas Zeit, um sie auszufüllen. Dann löse die entsprechenden Seiten im Anhang aus diesem Buch und lege sie griffbereit in den Notfallkoffer! Wenn du ein Laminiergerät besitzt oder jemanden kennst, der eins hat, kannst du sie natürlich sogar mit Folie schützen.

Es geht los: Suche deine Schätze zusammen

Auf den folgenden Seiten findest du viele Anregungen für Dinge, die in den Notfallkoffer dürfen. Wähle aus, was dir entspricht, damit es wirklich dein ganz persönlicher Koffer wird. Die Anregungen sind wirklich als Anregungen zu verstehen. Wenn dir etwas Besseres einfällt, mach es. Dabei ist es egal, ob am Ende 10 oder 25 verschiedene Dinge in deinem Koffer liegen. Es ist deiner und genauso, wie du einzigartig bist, ist es auch dein Koffer. Wenn du ihn brauchst, wirst du merken, was besonders hilfreich sind und was weniger. Dann kannst du seinen Inhalt jederzeit ergänzen oder ihn verändern. Fühl dich frei, eine Schatzkiste zu gestalten, die dich auf deinem Weg zur Heilung lange und beständig begleitet und dir aus schwierigen Momenten wieder heraushilft.

Deine Schätze für den Koffer:

- Erinnerung an einen besonderen Menschen (Seite 88)
- Erinnerung an Wohlfühlorte (Seite 89)
- Herzensdinge (Seite 90)
- Schöne Sachen (Seite 91)
- Ein Lieblingskleidungsstück (Seite 92)
- Sticker, Bilder und Karten (Seite 92)
- Selbstgemalte Bilder, Gedichte oder Texte (Seite 93)
- Fotos (Seite 94)
- Dinge, die geliebte Menschen geschrieben haben (Seite 94)
- Geschenke von besonderen Menschen (Seite 95)
- Farbstifte, Füllfederhalter, Wolle, Knetmasse … (Seite 96)
- Der Brief an dich selbst (Seite 98)
- Eine Liste mit allem, was du an dir magst (Seite 99)
- Eine Liste mit allem, was du kannst (Seite 100)
- Eine Liste mit allem, was du schon geschafft hast (Seite 101)
- Stimmen von Menschen, die du liebst und die dich lieben (Seite 103)
- Musik und Geräusche (Seite 104)
- Liste von Dingen, die du gern isst oder trinkst (Seite 105)
- Feine süße Sachen (Seite 106)
- Chililutscher und Chilibonbons (Seite 107)
- Wärmflasche, Kirschkernsäckchen oder ein Eispad (Seite 107)
- Duschschwamm und Duschgel (Seite 109)
- Riechfläschchen mit Ammoniak oder ähnlich Scharfem (Seite 110)
- Ein Duft, der zurückbringt (Seite 110)
- Dekorative Kosmetik (Seite 111)
- Ein Rhythmusinstrument (Seite 111)
- Musikinstrumente (Seite 112)
- Meditationsanleitung oder Autosuggestionen (Seite 113)
- Menschen, die du anrufen kannst (Seite 114)
- Tätigkeiten, die dich glücklich machen (Seite 116)
- Medikamente, die du im Notfall nehmen sollst (Seite 117)
- Eine Zigarette (Seite 117)
- Bewegung (Seite 118)
- Atmen (Seite 122)
- Die Wahrnehmungsübung (Seite 124)
- Meridianklopfen (Seite 126)
- Das Nervensystem beruhigen (Seite 127)

Erinnerung an einen besonderen Menschen

Sicher gibt oder gab es in deinem Leben ganz besondere Menschen, die du liebst oder sehr geliebt hast. Wenn nicht mehrere, dann mindestens einen. Jemanden, dem du vertraust, der dich nimmt, so wie du bist, und bei dem du du selbst sein kannst. Jemand, der dich schätzt und deine Grenzen respektiert. Ein Mensch, der dir Sicherheit gibt und das Gefühl, richtig und wertvoll zu sein.

Dabei ist nicht wichtig, dass du mit diesem Menschen viel Zeit verbracht hast. Vielleicht war es nur eine kurze Begegnung. Vielleicht war dieser Mensch da, als du noch sehr klein warst. Vielleicht ist es jemand aus deiner Familie, der nicht mehr lebt. Oder es ist jemand, der sehr weit weg wohnt, sodass du ihn oder sie nicht oft sehen kannst. Vielleicht hast du diesen Menschen sogar ganz aus den Augen verloren. All das spielt keine Rolle. Entscheidend ist, dass es diesen Menschen gibt oder gab. Und dass du dich ihm verbunden gefühlt hast. Besitzt du etwas von diesem Menschen? Vielleicht ein Bild von ihm?

Ein Gegenstand kann dich tief mit einem anderen Menschen verbinden und ihn jederzeit spürbar machen. Dabei ist es ganz egal, um was für einen Gegenstand es sich handelt – sogar ein Bierdeckel kann es sein, aus dem Gasthof, wo ihr zusammengesessen habt an diesem einen ganz besonderen Abend.

Wenn es mehrere Menschen gibt oder gab, die dir Sicherheit geben, leg von jedem dieser Menschen eine Kleinigkeit in deinen Koffer. So sind sie alle in deinem Herzen bei dir, wenn du sie brauchst, und du kannst dich an sie erinnern und sie spüren.

Simone ist in einer Familie voller Gewalt aufgewachsen. Die einzigen schönen Zeiten ihrer Kindheit, an die sie sich erinnert, waren die Ferien bei der Oma am Meer. Dort wurde sie umsorgt, dort fühlte sie sich geliebt. Die Oma starb, als sie 12 Jahre alt war. Sie hat einige Dinge von ihr geerbt. Auf der einen Seite einen Brieföffner, der auf Omas Schreibtisch lag und mit dem sie jeden Tag ihre Post geöffnet hat. Außerdem einen Ring mit einem kleinen Edelstein. Er passt an Simones kleinen Finger. Sie trägt ihn jeden Tag, weil er ihr Halt gibt und ein sicheres Gefühl. Den Brieföffner hat sie in ihren Notfallkoffer gelegt, und wenn sie sich allein und verzweifelt fühlt, nimmt sie ihn in die Hand, streicht über das kühle Metall und die Verzierungen, die hineingraviert sind. Sie spürt sein Gewicht und fühlt sich der Großmutter nah.

Michael hatte schon immer Schwierigkeiten, sich anderen Menschen zu nähern. Mit über 40 hat er keine feste Beziehung, wohl aber eine Tochter aus einer kurzen Liebschaft, die er mit Ende zwanzig hatte. Er liebt seine Tochter sehr, das Verhältnis zu ihr ist aber schwierig. Und über seine Herkunftsfamilie spricht er nicht gern. Er passt nicht hinein, und auch wenn er dort bekommen hat, was man ihm geben konnte, so hatte doch in der traditionellen Handwerkerfamilie niemand Verständnis für seinen Freiheitsdrang und seine Sehnsucht nach der Philosophie, mit der er sich viele Jahre beschäftigt hat. Er war immer das schwarze Schaf.

Auf einer Asienreise hat Michael in Nepal eine Zeitlang in einem buddhistischen Kloster gelebt. Er erinnert sich an einen Lama, einen buddhistischen Lehrer, dem er immer wieder im Kloster begegnete. Sein Blick war von einer unglaublichen Wärme und Freundlichkeit. Michael hatte das Gefühl, dass er nicht nur direkt in sein Herz blickte, sondern ihn auch ganz und gar akzeptierte und annahm. Er hat nie mit diesem Lama gesprochen. Dennoch haben die Begegnungen tiefe Spuren in ihm hinterlassen, und er fühlt sich ihm verbunden.

Michael legt sich ein paar Räucherstäbchen in seine Truhe, in der er die vielen Schätze aufbewahrt, die ihm in schwierigen Momenten Halt geben. Die Räucherstäbchen haben in dem Kloster immer gebrannt. Der Geruch bringt ihn direkt dorthin zurück und zu dem liebevollen und annehmenden Blick des geistigen Lehrers.

Erinnerung an Wohlfühlorte

Sicher kennst du auch einen Ort, an dem es dir besser geht als irgendwo sonst. Vielleicht ist das ein Ort aus einem Urlaub oder der Ort, wo ein besonderer Mensch lebt, den du manchmal besuchst. Suche dort einen Gegenstand, der typisch für diesen Ort ist. Wenn es am Meer ist, kann das eine besondere Muschel, ein Stein oder ein Stück glattgeschliffene Kachel oder ein Stück geschmirgeltes Glas. Aus einem Wald nimm ein Stück Baumrinde, getrocknetes Moos oder einen Zapfen mit. Aus den Bergen einen Stein oder eine getrocknete Blume. Aus einer Stadt etwas Typisches, das es nur dort gibt. Ich bin sicher, du weißt schon, was das sein könnte.

Paul liebt es, mit dem Mountainbike durch die Berge zu fahren. Am liebsten dorthin, wo es steil ist. Er erinnert sich an eine Tour in den Pyrenäen, während der er sich lebendig wie nie zuvor gefühlt hat. Von genau dort hat er ein Stück Schiefer mitgebracht, das er in eine kleine Schachtel auf Watte gelegt hat, weil es leicht bricht und splittert. In dieser Schachtel liegt es in seinem Notfallkoffer. Macht er die Schachtel auf, erinnert er sich sofort an das Gefühl der Lebendigkeit und der Freiheit, das er damals in den Bergen hatte. Er nimmt es in die Hand, streichelt es vorsichtig und spürt die raue Oberfläche, die gleichzeitig glatt und weich ist. »Ein bisschen wie ich«, sagt er.

Carina fühlt sich frei, wenn sie in der Provence ist. Leider kann sie viel zu selten dorthin. Ihre Kinder sind noch klein, sie und ihr Mann arbeiten viel. Den Urlaub müssen sich beide so aufteilen, dass sie die Schließzeiten des Kindergartens abdecken können. Gemeinsamen Urlaub haben sie nur eine Woche im Jahr, und dann fahren sie mit den beiden Kleinen lieber auf einen Bauernhof in der Nähe, damit die freien Tage nicht durch eine lange Fahrt verbraucht werden.

Zuletzt war Carina in der Provence, als sie mit ihrer zweiten Tochter schwanger war. Was sie von dort mitgebracht hat? Olivenseife aus Marseille, handgemacht und sehr fettig, eine ganz besondere Seife mit einem einzigartigen Geruch. Sie findet die Seife im Internet und bestellt sich gleich drei Stücke auf einmal. Eins legt sie in die Dusche, ein zweites in die Schublade als Reserve und das dritte in ihre große Schachtel, in der sie die Schätze für Notfälle aufbewahrt. Wenn sie das Gefühl aus der Provence braucht, riecht sie an dem großen würfelförmigen Seifenstück, manchmal schäumt sie etwas Seife in der Hand auf und hält die Nase hinein. Dann taucht die Erinnerung an die Gassen der alten Städtchen wieder auf, durch die sie geschlendert ist, der Lavendelduft in den Läden, die warmen Farben des Abendlichts und sie entspannt sich und kann wieder durchatmen.

Herzensdinge

Jeder Mensch besitzt etwas, woran sein Herz hängt. Das kann ein alter abgewetzter Teddy sein, ein Mitbringsel aus den Ferien, eine besondere Müslischüssel. Überlege: Was würdest du mitnehmen, wenn du bei einem Umzug nur zehn Dinge einpacken dürfest? Bestimmt ist etwas dabei, das den Weg in deinen Notfallkoffer findet. Etwas besonders Schönes, etwas aus deiner Kindheit, das eine wichtige Rolle für dich gespielt hat, ein Buch, das dich geprägt und begleitet hat. Und etwas, das du nicht jeden Tag benutzt, vielleicht sogar überhaupt nicht. Denn viele Herzensdinge fristen ihr Dasein in den hinteren Fächern eines Schrankes oder in einem Karton auf dem Dachboden. Zeit, sie hervorzuholen.

Sarah hat von einer langen und freien Reise nach Südostasien einen kleinen bestickten Elefanten mitgebracht. Der schlief lange in einem Karton. Dabei mag sie ihn sehr, der Stoff ist weich und seidig und er ist mit kleinen Pailletten bestickt, die glitzern, wenn Licht darauf fällt. Wenn sie nun ihren Notfallkoffer aufmacht, glänzt er ihr schon entgegen, und manchmal nimmt sie ihn in die Hand und genießt das Gefühl an den Fingern, wenn sie über ihn streicht.

Bernd erinnert sich noch gut an seine Kindheit und das Sonntagsfrühstück. Sonntags gab es immer ein gekochtes wachsweiches Ei aus einem wunderschö-

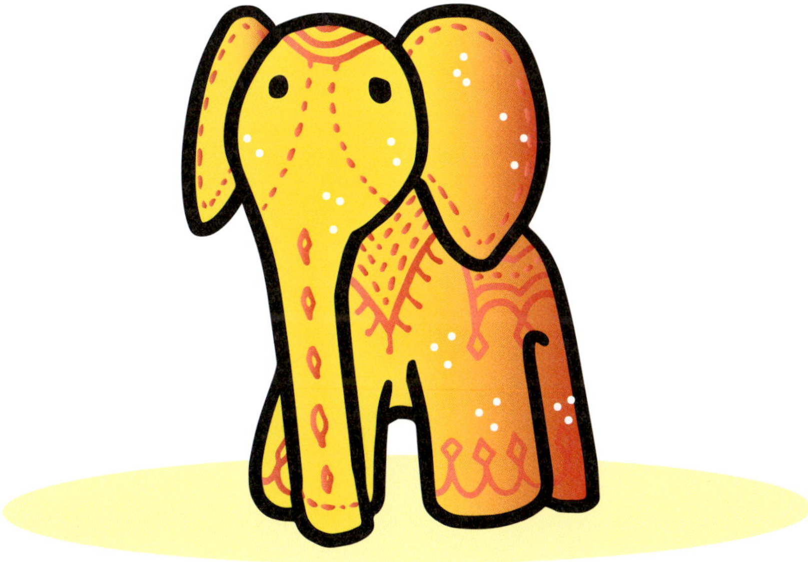

nen gelb-grünen Eierbecher mit Hahn und Henne. Das war sein Kinder-Sonntagsgeschirr. Er verbindet damit die schöne Zeit zuhause, als er klein war, bevor er zur Schule ging, wo es schlimm für ihn wurde. Der Eierbecher bringt ihn zurück in die Geborgenheit der frühen Jahre und erinnert ihn daran, wie er damals war und sich gefühlt hat. Den Eierbecher hat er aufbewahrt, und er hat nun einen Platz in dem alten Gitarren-Case, in dem er seine Schätze aufbewahrt, die ihn in dunklen Stunden zurückholen.

Schöne Sachen

Eine besondere Murmel, ein Handschmeichler, Klangkugeln, ein Daumenkino, ein Kaleidoskop: Es gibt schöne Dinge, die die Seele wärmen und erfreuen. Einfach so, ohne dass man besondere Erfahrungen mit ihnen gemacht hat. Oft sind das Sachen, die auch Kinder lieben. Schönes, meistens ganz ohne praktischen Nutzen, aber irgendwie zauberhaft. Wenn es so einen Gegenstand gibt, den du wirklich magst und der in der Lage ist, dir ein ganz besonderes Gefühl zu geben, gehört er in deinen Koffer! Und wenn dir nicht spontan so ein magischer Gegenstand einfällt, geh mit offenen Augen durch Geschäfte, die schöne Kleinigkeiten verkaufen. Sicher entdeckst du eines Tages etwas ganz Besonderes, das du mitnehmen möchtest.

Lena erlebt immer wieder Momente, in denen sich in ihr alles dunkel anfühlt. In ihrer Schatztruhe liegt ein Kaleidoskop. Wenn sie hineinschaut und es vorsichtig dreht, ist sie immer ganz gefangen und fasziniert von den glitzernden sich ständig verändernden Mustern, die vor ihrem Auge auftauchen. Sofort hat sie ein ganz leichtes Gefühl und spürt, wie sich ein kleines Lächeln auf ihrem Gesicht ausbreitet.

Karim Als Karim im Sommer Verwandte in der Türkei besucht hat, hat er sich ein Nazar-Amulett gekauft: ein kleines Amulett aus Glas, das wie ein Auge aussieht. Karim ist in Deutschland geboren, er konnte früher wenig mit diesen Amuletten anfangen, denen seine Großmutter nachsagte, dass sie vor dem bösen Blick beschützen. Er hält das immer noch für Aberglauben. Trotzdem hat er das Gefühl, dass das Auge ihn mit einem Teil seiner Wurzeln und seinen Vorfahren verbindet, und er empfindet diese Vorstellung als stärkend und tröstlich. Deshalb legt er das Amulett in die kleine Kiste, in der er auch die anderen Schätze aufbewahrt, die ihm Rückhalt und Ruhe schenken.

Ein Lieblingskleidungsstück

Du hast einen Lieblingspulli, eine coole Kappe, ein Trikot von deinem Lieblingsverein, vielleicht sogar mit einer Unterschrift? Oder du kannst es besorgen? Legst du es in deinen Notfallkoffer, hast du es zur Hand, wenn es dir schlecht geht, und kannst es dann anziehen – ganz egal, ob du damit zuhause bleibst oder aus dem Haus gehst.

Hannah ist ein großer Fan von Alvaro Soler. Nach einem Konzert hat er ihr Shirt signiert, auf dem Rücken. Seitdem hat sie es nicht mehr gewaschen. Es befindet sich in ihrem Koffer. Wenn sie Angst hat, schaut sie es an und streicht über den Stoff. Manchmal schlüpft sie auch hinein und tanzt in ihrem Zimmer zu Alvaros Musik. Dann kommt sie wieder zu sich und fühlt sich wohl.

Elsa Schon vor fast 20 Jahren hat Elsa eine Hose aus den 70ern geschenkt bekommen. Original mit Schlag, mit Kreisen und Glitzerfäden. Damals hat sie eine 70er-Party besucht, und eine Bekannte hat ihr dafür vorher die Hose geschenkt. »Sie ist mir zu eng, du kannst sie haben«, hat sie gesagt. Zu der Bekannten hat Elsa schon lange keinen Kontakt mehr. Aber die Hose liebt sie, das ist ein ganz besonderes Stück.

Sticker, Bilder und Karten

Ein cooler Sticker, eine Karte mit einem Spruch, der dir Kraft gibt oder dir aus der Seele spricht, ein Button mit einem Smiley, ein besonders schönes Bild – was auch immer dir gute Laune oder Mut macht, dich tief durchatmen lässt, dich stärkt, beruhigt und dich zu dir kommen lässt – es gehört in deine Schatztruhe! Wenn du künftig durch die Stadt gehst, stöbere ruhig einmal an den Ständern mit Geschenkkarten. Vielleicht entdeckst du eine, die dich spontan anspricht und die dir ein gutes Gefühl gibt.

Simone hat zu einem ihrer Geburtstage eine Karte bekommen, auf dem ein Zitat von Pippi Langstrumpf steht: »Das habe ich noch nie probiert. Deshalb bin ich ganz sicher, dass es klappt.« Sie hat keine Ahnung, warum ihr dieser Spruch so guttut, aber irgendwie fühlt sie sich leicht und mutig, wenn sie ihn liest.

Gerd hat einen eher schwarzen Humor. Wer seine Lebensgeschichte kennt, versteht das gut. Er hat eine Karte gefunden, auf der steht: »Schlimmer geht immer.« Wenn er sie liest, muss er grinsen, einerseits, weil es ja stimmt, andererseits, weil ihm klar wird, dass es ihm zwar im Moment schlecht geht, vielleicht aber gar nicht so, wie es sein könnte, wenn es ganz schlimm käme. Auf jeden Fall hebt diese Karte seine Laune sofort und darauf kommt es ihm an.

Selbstgemalte Bilder, Gedichte oder Texte

Vielleicht hast du in einer früheren Therapie etwas gemalt, was für dich eine ganz besondere und heilsame Bedeutung hat. Vielleicht hast du Gedichte geschrieben oder einen Text, der dir wichtig ist. Vielleicht etwas gestaltet, geschnitzt oder getöpfert, womit du etwas Tieferes verknüpfst?

Leonie hat sich nach traumatischen Erfahrungen in ihrer Jugend einige Jahre selbst verletzt und unter einer Essstörung gelitten. Eines Tages hat sie für einen Poetry-Slam einen Text über ihre Erfahrungen, die Essstörungen und die Hintergründe geschrieben und ihn auch auf offener Bühne vorgetragen. Dieser Schritt war für sie ein Wendepunkt: Sie konnte ihre Geschichte teilen, wurde damit anerkannt und nicht verurteilt. So konnte sie daraus die Kraft schöpfen, eine Entscheidung zu treffen: dafür, wirklich gesund werden zu wollen und trotz der Verletzungen und Narben der Vergangenheit zu leben. Seitdem macht sie eine Therapie. Es gibt immer noch viele dunkle Stunden, in denen die alten Dämonen auftauchen. Dann gibt ihr Gedicht Leonie Kraft. Sie bewahrt es in ihrem Koffer auf als einen besonderen Schatz.

Angelina hat eine schwere Krankheit überstanden. Damals dachte sie oft, sie müsse sterben, und Erinnerungen an die Zeit und die schwierige und oft sehr schmerzhafte Therapie, die Tage voller Angst, holen sie immer wieder ein. Damals hat sie viel gemalt, wenn sie die Kraft dazu hatte, auf Leinwand in kräftigen Farben. Eines Tages war dabei etwas Besonderes geschehen. Sie hatte, als sie beginnen wollte, die Farben zu mischen, plötzlich ein Bild vor Augen, das hell und licht war, voller Leichtigkeit und Freude, und ihr Herz wurde froh. Dieses Bild malte sie. »Ab dem Tag ging es bergauf. Ich glaube, an diesem Tag habe ich mich dafür entschieden zu leben«, sagt sie im Rückblick. Dieses Bild liegt ganz oben in ihrer Truhe.

Fotos

Fotos von Menschen, die du liebst. Fotos von schönen Orten, an denen du warst oder an die du noch fahren möchtest. Fotos von Tieren, von eigenen oder von Krafttieren, Fotos von Kunst, die du liebst, aber auch Fotos aus deiner eigenen Lebensgeschichte. Kinderfotos, Fotos, auf denen du glücklich bist und die dich mit den leichten Seiten deiner Seele verbinden. Du kannst ein kleines Fotoalbum in deinen Koffer legen oder ein einzelnes Bild, das dir besonders am Herzen liegt.

Ralph hat eins seiner Kinder bei einem schweren Unfall verloren. In seinem Notfallkoffer liegt auch ein Bild seines Sohnes, auf dem ihn dieser anstrahlt. Dieses Bild hat er auf einen Karton geklebt, auf dem es die eine Hälfte einnimmt. Auf der anderen Hälfte befindet sich ein Bild seines Rinpoche, seines buddhistischen Lehrers. Das Bild steht auf einem kleinen Altar, den Ralph in seiner Wohnung eingerichtet hat und vor dem er täglich meditiert. Ralph hat sich nach dem schrecklichen Ereignis auf eine spirituelle Reise begeben und seinen verstorbenen Sohn den guten Mächten des Universums anvertraut. Wenn er sein Kind neben dem Rinpoche sieht, spürt er neben aller Trauer um den Verlust auch ein leises Gefühl von innerem Frieden.

Jalil ist mit 14 aus Syrien geflohen. Dort und auf die Flucht hat er viel Schlimmes erlebt und viele Ängste ausgestanden. Mitgebracht hat er ein Foto seiner beiden Eltern mit den Großeltern, die ernst in die Kamera schauen, und auch ein Foto seines Elternhauses. Beide Bilder liegen in einer Tasche, in der er die Dinge aufbewahrt, die ihm guttun, wenn ihn die Angst wieder einmal einholt oder die Bilder von damals. Er fühlt sich seiner Familie verbunden, auch wenn er seine Eltern seit der Flucht nicht mehr gesehen hat. Seine Großmutter lebt noch, sie möchte er bald besuchen. Das Bild gibt ihm Hoffnung.

Dinge, die geliebte Menschen geschrieben haben

Briefe, die dir etwas bedeuten, kleine Notizen, die vielleicht einmal für dich auf dem Frühstückstisch lagen, ein Liebesbrief aus deiner Jugend – egal ob auf Papier oder digital: Leg diese Schätze ebenfalls in deinen Koffer. Eine digitale Nachricht druckst du am besten aus und klebst sie auf einen dünnen Karton, damit du sie immer gleich griffbereit hast. Du kannst sie schön verzieren, wenn du das magst.

Fatma hat jahrelang an sich gezweifelt. Sie durfte in ihrer Familie als Frau keine Ausbildung machen und wurde zwangsverheiratet. Erst 10 Jahre später konnte sie sich trennen und in einer anderen Stadt noch einmal neu anfangen. Sie hat mit Ende 20 eine Ausbildung begonnen, ist die Älteste und merkt oft, dass sie lange nicht mehr gelernt hat. Ihre Noten sind durchschnittlich und in einem Fach kommt sie überhaupt nicht mit. Ständig plagen sie Selbstzweifel, sie fühlt sich dumm und zurückgeblieben, und dann gibt es Phasen, in denen sie nicht mehr kämpfen und nicht mehr leben möchte. Diese Tage sind sehr dunkel.

In ihrem Koffer befinden sich auch ihre Zeugnisse aus der Grundschulzeit. Ihre Lehrerin, die sie sehr liebte, hat viel Gutes über sie geschrieben: über Fatmas schnelle Auffassungsgabe, ihre hohe Intelligenz, ihren Fleiß und ihre hohe Sozialkompetenz. Das richtet Fatma wieder auf und erinnert sie daran, wer sie wirklich ist und war, bis ihre Familie sie in die Bahn gezwungen hat, die ihr so sehr geschadet hat. Die Zeugnisse helfen ihr, sich an ihr altes Ich zu erinnern und wieder daran anzuknüpfen.

Sanna Drei Tage vor Sannas Geburt ist ihre Urgroßmutter gestorben. Sie hatte sich sehr auf das kleine Mädchen gefreut, seine Geburt aber nicht mehr erlebt. Mit einer zittrigen Handschrift, kaum lesbar, hat sie in ihrem Nachlass hinterlegt, dass die kleine und lange ersehnte Sanna einen Ring von ihr erben soll und dass man gut auf sie aufpassen soll. Trotz der wenigen Sätze sprechen diese Zeilen von so viel Liebe und Fürsorge, dass Sanna sich immer wieder geborgen und geliebt fühlt, wenn sie sie liest. Sie hat das Gefühl, die Uroma passt vom Himmel aus auf sie auf und ist bei ihr, wie ein warmes Licht, das in ihr leuchtet. Dieses Blatt Papier, vorsorglich in einer Plastikhülle, damit es erhalten bleibt, hat einen wichtigen Platz in ihrer Schachtel.

Geschenke von besonderen Menschen

Manche Geschenke sind an sich gar nichts Besonderes – aber die Menschen, von denen wir sie bekommen haben, sind es, oder der Anlass macht sie zu etwas sehr Wertvollem. Auch solche Dinge dürfen in die Schatzkiste, wenn sie dich in einen guten Zustand bringen, der dir hilft.

Was können das für Dinge sein? Ein Mitbringsel aus einem Urlaub. Ein besonderes Buch. Eine Karte mit einem Gedicht. Ein Freundschaftsband. Etwas Dekoratives. Etwas Selbstgemachtes. Aber auch ein nettes Post-it, das mal auf deiner Windschutzscheibe klebte. Und natürlich Dinge, die du geerbt hast von Menschen, die du liebtest und die dir wichtig waren. Etwas aus dem Nachlass, und sei es eine unscheinbare Tasse, in die man nun, wenn man in der Krise steckt, die Milch mit Honig füllen kann, die den Magen und das Herz wärmt.

Jonas hat zur Feier seiner bestandenen Fahrprüfung von einer Schulfreundin einen Schlüsselanhänger geschenkt bekommen. Er ist so kitschig, dass er ihn nie verwendet hat: An einem Metallring hängt ein Motorrad aus Gummi in wilden Farben: Pink, Neongrün und Gelb.

Aber zu seiner Schulkameradin passt der Anhänger, sie war immer ein bisschen schrill und verrückt und hat sich wenig um Konventionen geschert. Sie war es auch, die ihn ermutigt hat, den Motorradführerschein gleich mitzumachen, als er ihr mal erzählt hatte, dass er davon träume, auf einem Motorrad durch die Nacht zu brausen. Nach dem Abitur ist sie weggezogen und hat alle Brücken hinter sich abgebrochen, auch die zu ihm. Aber wenn er diesen Anhänger in der Hand hält, fühlt er, dass sie beide etwas verbindet. Er spürt den Mut, ebenfalls ein unabhängiges Leben zu führen, und Kraft für einen Neuanfang.

Laurent Laurents Opa hat auf einem kleinen Bauernhof im französischen Massif Central gelebt. Dort hat Laurent als Kind seine schönsten Ferien verlebt. In dem kleinen Steinhaus mit dem tiefen Waschbecken in der Küche, wo man kochte und sich morgens wusch – eine Dusche gab es nicht –, wo er in einem tiefen Bett unter einer Wolldecke schlief, weil es nachts kühl wurde, während es tagsüber warm war, die Wiesen rund um das Haus voll von bunten Blumen, war Laurent immer frei. Da konnte er sich austoben, in der Natur sein, wenn der Kuhstall ausgemistet und die Kühe gemolken waren. Der knorrige Opa, der selten lobte und wenig sprach, liebte ihn auf eine stille Weise, die Laurent bis heute geprägt hat. Ein bisschen ist er auch wie sein Opa. Als der Opa starb und das kleine Haus verkauft wurde, hat Laurent sich die alte Tasse seines Opas mitgenommen. Daraus trank dieser jeden Morgen seinen Milchkaffee, immer aus derselben Tasse. Sie ist ein bisschen angeschlagen. Laurent hat sie in Folie gepackt, damit sie in seinem Koffer nicht weiter zu Schaden kommt. Wenn er das Gefühl von damals sucht und die stille Liebe des Opas in sich spüren möchte, holt er sie heraus und trinkt einen Tee oder eine heiße Milch daraus.

Farbstifte, Füllfederhalter, Wolle, Knetmasse ...

Du magst es zu malen oder zu schreiben? Du kannst deine Gedanken sortieren, wenn du schreibst? Du kannst Gefühle in Farben und Bilder übersetzen? Du fühlst, wie dein Kopf frei wird, wenn du deine Gedanken zu Papier bringst? Du entspannst dich, wenn du knetest oder Formen aus anderen Materialien bildest? Du verstehst Dinge leichter, während du kreativ bist? Wunderbar! Packe genau die Materialien in deinen Notfallkoffer, mit denen dir das Gestalten oder Schreiben am leichtesten von der Hand geht. Das können Farbstifte, Kreiden oder Pastellfarben sein, ein Bleistift oder ein Füllfederhalter, Blätter, Tonpapier oder ein Tagebuch, das alles, was dich gerade plagt, aufnehmen darf. Dabei gilt es keinen künstlerischen Anspruch zu erfüllen. Hast du den Eindruck, kreatives Gestalten oder Schreiben könnte dir helfen, wieder zu dir zu finden, nutze das.

Brigitte hat lange Jahre als Erzieherin gearbeitet. Ihr Trauma hat sie durch eine schwere Erkrankung erlebt, die viele schmerzhafte Behandlungen und große Ängste mit sich gebracht hat. Obwohl sie die Krankheit überlebt hat, leidet sie immer wieder an Flashbacks und Momenten großer innerer Unruhe. Sie ist in Frührente, weil sie seit der Erkrankung auch körperlich nicht mehr gut belastbar ist.

Während all ihrer Jahre im Beruf hat sie es genossen, mit Kindern zu malen und zu gestalten. Auf großen Leinwänden haben sie mit den Fingern gemalt, auf Blättern gezeichnet, ausgeschnitten und Collagen geklebt. Wenn Brigitte Farben in der Hand hat, kann das, was sie in sich spürt, nach außen kommen. Dann fühlt sie sich entlastet. Brigitte legt deshalb ganz verschiedene Materialien in ihren Notfallkoffer: Pastellkreiden, Wachskreiden und einen Din-A3-Zeichenblock. Dazu eine Dose Rasierschaum. Früher hat sie manchmal mit den Kindern auf einem Spiegel mit Rasierschaum gemalt, und sie liebt das weiche Gefühl des Schaums an ihren Händen. Auf der Marmorarbeitsfläche in ihrer Küche kann sie damit ebenfalls Bilder machen, den Schaum verstreichen und immer wieder neu gestalten. Das beruhigt sie.

Merle ist eigentlich kein Handarbeitsfan. Aber als Kind hat sie es geliebt, mit der Strickliesel bunte Schnüre zu stricken. Manchmal hat sie es stundenlang getan, wenn ihr langweilig war, und auch, wenn sie sich traurig gefühlt hat. Heute würde sie sagen, dass das etwas Meditatives hat. Merle hat in ihrem Koffer eine Strickliesel und legt in eine Tüte immer wieder unterschiedliche Wollreste, die sie selbst hat oder von Freunden bekommt und die sie mit der Strickliesel verarbeitet.

Der Brief an dich selbst

In vielen Momenten geht es dir gut. Du bist mir dir mehr oder weniger im Reinen. Du weißt, was du kannst, du magst vieles an dir (nicht alles, aber genug), und du weißt, dass es gut ist, zu leben und die Dinge zu tun, die du tun möchtest, Ziele zu haben und für dich und andere Menschen da zu sein. Du weißt, was du schon erreicht hast. Du spürst, dass du noch viel erreichen kannst, du weißt von deinen Träumen. Und du weißt, dass es sich lohnt zu leben, um diese Träume zu verwirklichen. Du hast Mut, und du liebst vieles, was in deinem Leben ist. In diesen guten Momenten kannst du dich in Ruhe hinsetzen und dir selbst einen Brief schreiben: »Lieber …« oder »Liebe …«. Und dann schreib alles auf, was du wissen musst, wenn es dir schlecht geht. Da dich niemand besser kennt als du selbst, bist du die beste Expertin oder der beste Experte für dich. Du weißt, was dir helfen kann, du weißt, was du vergisst, wenn es dir schlecht geht, und woran du dich erinnern solltest. Genau das kannst du machen. Mit einem Brief von dir an dich selbst. Einen Brief von dem starken Menschen, der du bist, an den schwachen Menschen, der du auch bist.

Manuel hat viel Gewalt erlebt. Und er wird selbst gewalttätig, wenn er sich provoziert fühlt. Dann rastet er schnell aus. Danach macht er sich die schlimmsten Vorwürfe. Er hat schon Ärger mit der Polizei gehabt und war auch im Gefängnis. Dahin möchte er nicht mehr. Er will auch niemanden mehr verletzen. Mit der Zeit hat Manuel gemerkt, dass sich sein Ärger oft langsam aufbaut. Es kommt einiges zusammen, bevor er ausrastet. Manchmal dauert es Tage, bis etwas passiert. Zeit genug, um den Notfallkoffer aufzumachen. Darin liegt ein Brief, den er sich selbst geschrieben hat. In diesem Brief beschreibt Manuel den Mann, der er sein möchte und den er an guten Tagen schon spürt, tief in sich: ein starker Mann, der keine Gewalt braucht. Einer, der gelassen ist, tolerant und sanftmütig. Und Manuel schreibt, was er eines Tages für ein Vater sein möchte, wenn er die alten Erfahrungen hinter sich gelassen hat und mit sich selbst im Reinen ist. Er schreibt an sich selbst – aber er denkt dabei auch an das Kind, das er eines Tages haben und lieben wird und das in einer Familie groß werden soll, in der liebevoll miteinander umgegangen wird. Diesem Kind gibt er in seinem Brief ein Versprechen: jeden Tag seines Lebens alles zu tun, was in seiner Macht steht, um ein besserer Mensch zu werden und das, was er selbst erlebt hat, nicht weiterzugeben. »Bei mir soll es aufhören«, schreibt Manuel. Wenn er den

Brief gelesen hat, atmet er durch und hat das Gefühl, die alten Dämonen wieder einmal vertrieben zu haben.

Hanne wird immer wieder von starken Selbstzweifeln geplagt. Dann fühlt sie sich wertlos und falsch und sie ist überzeugt, auf der Welt vollkommen nutzlos zu sein. Das sind aber Phasen, und in anderen Momenten weiß sie, dass das, was sie dann glaubt, Quatsch ist. Denn sie hat ja schon viel geschafft und viel erreicht, einen Beruf gelernt, in dem sie viel Anerkennung bekommt, drei Kinder geboren und sie gut großgezogen, obwohl sie viele Jahre alleinerziehend war. All das, was sie schon geleistet hat, hat sie für sich selbst aufgeschrieben. Außerdem hat sie eine gute Freundin gebeten, ihr aufzuschreiben, was sie an ihr mag und schätzt und welche Stärken sie in ihr sieht. Beides verwahrt sie in ihrer Kiste, die sie immer dann aufmacht, wenn die Selbstzweifel auftauchen.

Eine Liste mit allem, was du an dir magst

Jeder Mensch hat dunkle und helle Seiten. Die Frage ist: Auf welche schaust du? Und welche förderst du? Welchen gibst du geistigen Dünger, welchen schenkst du deine Aufmerksamkeit? Denn wohin deine Aufmerksamkeit geht, dahin geht die Energie. Sitzt du gerade in einem psychischen Loch, dann siehst du vermutlich nur die dunklen Seiten, im Leben und in dir selbst. Aber die helle Seite ist auch da, alle guten Eigenschaften warten nur darauf, dass du den Scheinwerfer deiner Aufmerksamkeit auf sie richtest. Dann können sie wieder erblühen und dein Gefühl beeinflussen und prägen.

Weil du gerade in den schwierigen Momenten überhaupt nicht sehen kannst, was gut an dir selbst ist, schreib die Liste »Das mag ich an mir …« (siehe Buchende) in einem Moment, in dem es dir gut geht. Schreib diese Liste an einem Tag, an dem du zufrieden bist und liebevoll auf dich selbst und dein Leben schauen kannst. Was darf auf die Liste? Alle guten Eigenschaften, die deine Persönlichkeit ausmachen. Du bist mutig, vorsichtig, klug, liebevoll? Sicher noch viel mehr!

Danach bitte einen anderen Menschen, der liebevoll und wertschätzend auf dich blickt / sieht, darum, ebenfalls eine Liste über deine guten Eigenschaften zu schreiben. Beide Listen dürfen zusammen in deinen Notfallkoffer.

Karin Wenn Karin getriggert wird, fällt sie oft in ein ganz altes Gefühl von Wertlosigkeit zurück. Dann mag sie nichts an sich selbst leiden. Oft fängt sie dann an, sich selbst fertigzumachen. Ihre »Ich mag an mir«-Liste tut ihr dann gut. Bei einigen Punkten schüttelt sie überrascht den Kopf und kann kaum glauben, dass sie diese guten Eigenschaften haben soll und eigentlich auch an sich schätzt. Aber es bringt sie in Verbindung mit dem, was sie außerhalb der ungesunden Zustände erlebt, und hilft ihr, sich daran zu erinnern. In Kombination mit anderen Dingen aus ihrem Notfallkoffer hilft ihr diese Liste sehr, sich selbst wieder freundlicher zu begegnen.

Lea hat in ihrer eigenen Familie keinen Rückhalt. Hin und wieder sagt mal jemand etwas Nettes zu ihr, aber meistens wird sie gar nicht bemerkt, weil alle beschäftigt sind. Ständig läuft der Fernseher, die Mutter ist mit Social Media beschäftigt, oder sie telefoniert, wenn sie nicht den Haushalt macht, der Vater arbeitet Schicht, und wenn er zuhause ist, will er in Ruhe fernsehen oder schläft. Die Geschwister zocken oder sitzen ebenfalls vor der Glotze. Lea möchte gern aus dieser Umgebung ausbrechen, aber sie ist erst 16. In ihrer Schule hat sie eine Freundin, die aber ebenfalls nicht verlässlich ist. Mal ist sie freundlich, mal schließt sie Lea aus. Aber ihre Musiklehrerin, die schaut immer freundlich und aufmerksam auf sie, sie gibt ihr Feedback, das ehrlich, manchmal kritisch, aber immer respektvoll ist. Lea liebt den Unterricht, weil sie sich von ihrer Lehrerin gesehen fühlt, und sie bittet sie, ihre Liste auszufüllen. Was darauf steht, wundert und rührt Lea sehr. Denn diese Eigenschaften hat sie bei sich selbst noch nie bemerkt: warmherzig, intelligent, wissensdurstig, freundlich, ehrgeizig, musikalisch, kreativ, kritisch, freundlich, eine gute Zuhörerin, hilfsbereit, schön. Sie spürt und weiß aber, dass es stimmt. Diese Liste ist für Lea ein besonderer Schatz, und sie bewahrt sie als Geheimnis in ihrer Schublade, in der sie alle wichtigen Dinge aufbewahrt, die sie über die Tage zuhause retten.

Eine Liste mit allem, was du kannst

Ist dir eigentlich klar, was du alles kannst? Wenn du in dunklen Momenten der Überzeugung bist, dass du nichts draufhast, kann eine Liste »Das kann ich alles« (siehe Buchende) hilfreich für dich sein. Du notierst darauf alles, was du kannst. Markiere farbig alles, was du besonders gut kannst, damit es dir ins Auge fällt.

Aber diese Liste hat einen Haken: Du sollst darauf mindestens 50 verschiedene Dinge schreiben, die du kannst. Den meisten Menschen bleibt jetzt erst einmal die Spucke weg. So viel? Ja! Denn ich bin sicher, dass du viel mehr kannst, als du glaubst. Autofahren? Kannst du, oder? Und auch Lesen und Schreiben? Klar, sonst würdest du dieses Buch ja nicht lesen. Und wenn du jetzt sagen willst, dass das ja nichts Besonderes sei, bitte ich dich, daran zu denken, dass es allein in Deutschland mehrere Millionen Analphabeten gibt. Weltweit sind es Milliarden Menschen, die nicht lesen und auch nicht schreiben können. Und sicher erinnerst du dich auch daran, wie mühsam es war, die ersten Buchstaben zu lernen und die ersten Wörter zu schreiben. Du hast einige Jahre gebraucht, bis du es konntest, oder?

Vielleicht kannst du auch mehrere Sprachen sprechen, trösten, zuhören, etwas reparieren, ein Instrument spielen, eine Sportart, jemandem die Haare schneiden, kochen oder backen, eine Aufgabe erledigen, meditieren, singen oder tanzen. Nimm dir Zeit, bis du die 50 Punkte vollständig hast. Und lege die Liste dann in deine Schatzkiste.

Maximilian ist sportlich. Deshalb stehen ganz oben auf seiner Liste viele Dinge, die mit Sport zu tun haben: Skifahren, Snowboard, Fahrradfahren, Downhill, Schlittschuhfahren, Turnen, Badminton, Volleyball, Handball, Fußball, Brustschwimmen, Kraulen, Rückenschwimmen. Dazu: Klettern, Balancieren, Bergwandern. Er kann ein Zelt aufbauen und Feuer machen, im Freien übernachten, Bäume bestimmen, anhand der Sterne und der Vegetation die Himmelsrichtungen bestimmen. Er kann Wanderkarten lesen. Max ist ganz erstaunt, was er alles kann. Weil er kein guter Schüler ist, hielt er sich bisher für dumm. Aber eigentlich hat er richtig viel drauf, was viele anderen nicht können. Das macht ihn stolz.

Georg hat seine Frau bei einem Autounfall verloren, den er selbst überlebt hat. Auch seine beiden Kinder haben den Unfall überlebt. Wenn er von dem Verlust übermannt wird, tut ihm seine Liste gut, weil er dort viele Dinge aufgeschrieben hat, die er für seine Kinder tut und tun kann. Er fühlt sich schuldig, obwohl er den Unfall nicht verursacht hat. So gewinnt er das Gefühl, gebraucht zu werden und etwas Gutes für andere tun zu können. Er hat die Liste begonnen mit: Zuhören, Trösten, Schlaflieder singen, Betten machen, Geburtstagfeiern organisieren, Pfannkuchen machen, Kuchen backen, Socken stopfen, verlorene Turnbeutel finden (und andere Dinge auch), Mathe erklären, geduldig sein, spannende Ausflugsziele finden, Geschichten erzählen. Seine Liste ist für ihn wichtig und er ergänzt sie immer weiter.

Eine Liste mit allem, was du schon geschafft hast

Ich bin sicher: Du hast in der Vergangenheit schon vieles geschafft, viele Erfolge erzielt, viele Probleme gelöst und vieles überwunden. Dir das bewusst zu machen, kann in einer heftigen Gefühlslage sehr hilfreich sein – vor allem, weil du dich dann in der Regel an diese Dinge von allein überhaupt nicht erinnerst, sondern stattdessen an deine Misserfolge und all die Situationen, in denen du bisher gescheitert bist.

Es versteht sich von selbst, dass du auch diese »Das habe ich schon alles geschafft«-Liste (siehe Buchende) in einem Moment schreibst, in dem du stabil bist und dich selbst ausreichend magst, um ehrlich zu dir zu sein. Wenn du deine Erfolge aufschreibst, geht es nicht darum, dich mit anderen zu vergleichen. Ob du mehr oder weniger als deine Freundin geschafft hast, spielt keine Rolle. Wichtig ist allein, was du hinbekommen hast. Denn wenn du unter einem Trauma leidest, ist vieles schwieriger, braucht mehr Kraft und Überwindung und manchmal auch mehr Zeit. Wenn du deinen Schulabschluss also erst im zweiten Anlauf hinbekommen hast – wunderbar! Dann kommt der Schulabschluss auf die Liste. Geschafft ist geschafft. Du hast es geschafft, dich aus einer toxischen Beziehung zu lösen, wenn auch sehr spät? Glückwunsch! Es ist dir gelungen. Und so machst du deine ganz eigene Liste, zur Erinnerung in schweren Momenten, und damit du immer weißt: Auch wenn mir manches schwergefallen ist, ich habe schon sehr viel hinbekommen. Dass das so ist, davon bin ich überzeugt!

Nils hat als Kind in mehreren Heimen und Gastfamilien gelebt und sich nie irgendwo zuhause gefühlt. Er wurde zum typischen Problemkind, enttäuschte in der Schule und verhielt sich auffällig. Seine Gefühle lernte er früh zu verstecken, auch vor sich selbst.

Als ich Nils bitte, aufzuschreiben, was er schon alles erreicht hat, schaut er mich an, als hätte ich einen Dachschaden. »Ich?«, fragt er. Und sagt dann sehr überzeugt: »Nichts!«

Wir sammeln gemeinsam. Er hat die Führerscheinprüfung geschafft. Er hat seinen Schulabschluss geschafft (okay, knapp, na und?). Er hat es geschafft, bei der Abschlussprüfung gnadenlos abzuschreiben, ohne erwischt zu werden (das muss man erst einmal können!). Er hat seine Freundin überzeugt, zu ihm zu ziehen. Überhaupt kommt er bei den Frauen gut an. Er hat mehrere Gürtelprüfungen im Taekwondo geschafft und er bereitet sich gerade auf den rot-schwarzen Gürtel vor. Wenn er den hat, kann er ihn ebenfalls auf die Liste schreiben! Er hat es geschafft, aus seiner letzten Pflegefamilie herauszukommen, in der er geschlagen wurde. Er hat bei einem Verkehrsunfall erste Hilfe geleistet und jemanden aus einem Auto geholt. Nach und nach füllt sich die Liste, und Nils scheint selbst überrascht über alles, was er in seinem Leben schon hinbekommen hat. Er legt die Liste in den Notfallkoffer – zur Erinnerung, wenn er wieder mal überzeugt ist, ein Versager zu sein.

Theresa hat vier Kinder großgezogen. Es war nicht immer einfach und einer ihrer Söhne ist drogensüchtig geworden und an seiner Sucht gestorben. Jahrelang hat sie sich dafür Vorwürfe gemacht. Sie war oft allein und hat lange nicht gemerkt, dass er Schwierigkeiten hatte. Sie hat auch nichts gemerkt, als das mit den Drogen anfing. Sie hat lange geglaubt, sie hätte vielleicht etwas verhindern können oder müssen. Aber das konnte sie nicht. Weil sie oft den Eindruck hat, im Leben versagt zu haben, ist es für sie besonders schwierig, diese Liste zu schreiben. Als sie es aber getan hat, bemerkt sie, wie viel sie wirklich geleistet hat. Auch eine ihrer Töchter hatte massive Probleme, sie war schwanger und wäre fast von der Schule geflogen. Sie hat alles geregelt und sogar noch ihr Enkelkind mit aufgezogen. Ihre Tochter hat die Schule fertig gemacht und lebt heute ein zufriedenes und stabiles Leben mit einem liebevollen Partner, mit dem sie zwei weitere Kinder bekommen hat. Und vieles andere hat sie ebenfalls geschafft. Wenn sie auf dieses Blatt Papier schaut, ist sie immer noch traurig um den Sohn, den sie verloren hat, aber auch dankbar für das Gute und für ihre Kraft.

Stimmen von Menschen, die du liebst und die dich lieben

Es gibt Menschen, deren Stimmen dich glücklich machen. Das kann ein Kind sein, eine Freundin, jemand aus deiner Familie, ein Mentor, jemand, der an dich glaubt, vielleicht auch dein Therapeut oder deine Therapeutin. Bitte diesen Menschen, dir eine Nachricht aufzusprechen und sie dir zu schicken. Das darf die Mailbox sein, eine Sprachnachricht übers Handy oder sogar eine alte Audiokassette, die du mit einem alten Kassettenrekorder abspielen kannst.

Sylvia hat eine kleine Enkeltochter, Mia, die sie über alles liebt. Das lebendige kleine Mädchen erinnert sie in seiner Fröhlichkeit an das kleine Mädchen, das sie vor vielen Jahren selbst einmal war. Leider sieht sie die Kleine nicht oft, weil die Familie ihrer Tochter weit weg wohnt und Sylvia wegen ihres Jobs noch nicht umziehen kann.

Mia hat ihr einmal auf die Mailbox gesprochen, als Sylvia nicht ans Telefon gegangen ist. Diese Aufnahme hat Sylvia nie gelöscht. In ihrem Notfallkoffer liegt ein herzförmiger Stein, auf den sie mit Wasserfarben geschrieben hat: Mia Mailbox. Wenn sich Sylvia klein und hilflos fühlt, hört sie die Mailbox ab, wird wieder stärker und erwachsener, weil sie Verantwortung für Mia übernimmt und die erwachsene Oma ist, die Sicherheit und Orientierung geben möchte.

Robert liebt Technik und er liebt Musik. Neben einem alten Plattenspieler und Hunderten von Vinylplatten besitzt er auch einen alten Blaupunkt-Kassettenrekorder und ein paar Kassetten. Er hat drei Menschen, die ihm viel bedeuten und ihm das Gefühl geben, dass er akzeptiert wird, gebeten, ihm eine persönliche Nachricht für Momente der Krise aufzusprechen. Das haben sie auf ganz unterschiedliche Weise getan und Robert in ihren Nachrichten gesagt, was sie an ihm schätzen und was für ein wundervoller Mensch er ist, dass sie gern mit ihm zusammen sind und ihn wirklich mögen. Diese Kassette hebt Robert in seinem Notfallkoffer auf. Wenn er sich leer oder deprimiert fühlt, legt er die Kassette in den Rekorder und hört sie sich an. 7 Minuten Balsam für seine Seele.

Musik und Geräusche

Musik kann aufwecken, beruhigen, trösten oder bestimmte Erinnerungen wieder zum Leben wecken. Deshalb gehört sie auch in deinen Notfallkoffer. Gibt es Musik oder auch bestimmte Geräusche, die dich in wirklich schwierigen Situationen schon aufgefangen haben? Die dich runterholen, wenn du aufgebracht bist, dich zu dir bringen, dir das Gefühl des Zuhause-Seins vermitteln, dich auffangen? Es kann sein, dass das ganz andere Musik ist als die, die du im Alltag gern hörst. Ob Schlager, Klassik, die Hits aus deiner Jugend, die Musik aus dem Urlaub, ein aktueller Hit, Folklore, Klassik, der Vereinssong aus dem Sport, den du früher gemacht hast – ganz egal. Suche dir die Stücke heraus, die dir uneingeschränkt einfach nur guttun. Wenn es nur eins ist, nimm dieses eine. Du kannst es in Endlosschleife hören, das macht nichts. Wenn es mehrere sind oder ein bestimmter Interpret oder Komponist, ist auch das in Ordnung. Und schau, wie du die Musik am besten in deiner Schatzkiste verstaust, damit sie griffbereit ist. Vielleicht legst du eine CD hinein oder einen Stick, auf dem die Stücke gespeichert sind, die dich retten. Vielleicht legst du ein Kärtchen in den Koffer, das auf eine Spotify-Liste verweist, die du für diesen Moment angelegt hast.

Katharina hat eine Zeitlang in Spanien gelebt. Dort ging es ihr fantastisch, das Auslandssemester war die glücklichste Zeit in ihrem Leben. Die Musik, die sie da gehört hat, vor allem die in spanischer Sprache, trägt sie zurück in das Lebensgefühl, das sie dort hatte. Katharina hat sich deshalb drei CDs mit ihren Lieblingsinterpreten in den Notfallkoffer gelegt, die sie in den Player schiebt, sobald sie den Koffer aufgemacht hat. Die drei CDs unterscheiden sich sehr – aber sie tun ihr gleichermaßen gut.

Mona Am Meer fühlt sich Mona immer zuhause. Das Rauschen der Wellen hat für sie etwas Beruhigendes. Wenn sie am Meer sitzt, schließt sie oft die Augen und lauscht. Das kann sie auch zuhause. Sie hat im Internet eine Aufnahme von Meeresrauschen gefunden, die sie genau dahin beamt, wo sie am liebsten ist. Weil sie auf YouTube zu finden ist, hat Mona einen Zettel in ihre kleine Kiste gelegt, auf der Meeresrauschen/Youtube steht. Mit zwei Klicks hat sie das Video dann auf dem Handy gefunden. Aber sie schaut es nicht an. Sie steckt die Kopfhörer in die Ohren und lauscht und driftet dahin, wo sie wieder Kraft schöpft. Danach widmet sie sich den anderen Dingen aus der Kiste: einer Muschel, einem Brief ihrer Mutter, schönen Dingen, ihrem zerschlissenen Teddy, und sie macht sich ein Kirschkernsäckchen warm, das sie sich auf ihren Bauch legt. So findet sie zurück zu Stabilität, kann wieder freier durchatmen und kommt zurück ins Hier und Jetzt.

Liste von Dingen, die du gern isst oder trinkst

Was sind deine Lieblingsgerichte? Denk an deine Kindheit, an das, was du dir früher vielleicht zum Geburtstag zum Essen gewünschst hast. Das, was es gab, wenn du bei den Großeltern zu Besuch warst. Was du gern bestellst, wenn du essen gehst. An Lieblingsgerichte aus dem Urlaub. Diese Gerichte können in dir ein wohliges Gefühl hervorrufen und dich zurück in die Situationen bringen, in denen es dir gut ging. Schreib gleich die Liste »Lieblingsgerichte« (siehe Buchende) mit allem, was dir einfällt, und markiere farbig alles, was du davon mit einfachen Mitteln selbst zubereiten oder schnell und einfach besorgen kannst, zum Beispiel, weil der Lieferdienst es nach Hause bringt.

Apropos: Wenn du etwas davon beim Lieferdienst bestellen kannst, leg den Flyer des Lieferdienstes natürlich auch gleich in deinen Notfallkoffer. So hast du die Speisekarte und die Telefonnummer gleich zur Hand und brauchst nur noch die Nummer zu wählen.

Verena hat eine ganz kurze Liste mit Lieblingsgerichten: Ravioli aus der Dose, die es früher bei der Oma manchmal gab. Sie stellt sich auch gleich eine Dose in den Vorratsschrank. Außerdem Hühnchen aus dem Backofen. Das gab es auch bei der Oma. Nicht ganz so leicht zu machen, zumindest nicht ad hoc. Dann Spaghetti aglio olio. Das geht, die Zutaten hat sie zuhause. Sie besorgt ein gutes Olivenöl, damit sie auch das auf Vorrat hat, und eine Packung guter Spaghetti aus Italien, die sie al dente kochen kann. Außerdem liebt Verena Pizza quatro formaggi. Sushi kommt auch auf die Liste. Das isst sie am liebsten, wenn sie in einer großen Stadt ist, wo es wirklich ganz frischen Fisch gibt, am besten am Meer. Apropos Meer: frische Austern, die kommen auch auf die Liste. Außerdem eine besondere Sorte Chips. Die kauft Verena aber nicht auf Vorrat, weil sie sonst gleich wieder weg sind. Nur eine Packung: Die kommt in den Notfallkoffer, für alle Fälle.

Sandro kocht nicht gern, aber essen, das mag er schon. Darum hat er drei Flyer von Lieferdiensten in seiner Box. Er hat dort auch markiert, was ihm an den schlechten Tagen guttut. Seine Lieblingspizza, aber mit extra Chilis, ein Gericht vom Inder um die Ecke und einen Flyer von einem Italiener, bei dem er im Sommer einen guten Salat bestellen kann, wenn er sich depressiv fühlt. Früher hat er in diesen Situationen wahllos den Kühlschrank leergefuttert, vor allem Brot und Wurst, und das Ergebnis ist um seine Hüften zu sehen. Nun hat er eine Alternative, die ihm wirklich guttut. Die Flyer nutzt er, weil er die kleine Notfallkiste immer vor dem Kühlschrank öffnet.

Feine süße Sachen

Du liebst Vanillepudding? Leg gleich ein Päckchen davon in deine Schatztruhe. Oder ein Stück Schokolade für eine leckere Trinkschokolade. Ein kleines Fläschchen mit Pfefferminzsirup, wenn du den liebst. Dann ist er griffbereit. Und auch andere süße Sachen, die du gern magst, dürfen in den Notfallkoffer. Auch wenn Zucker nicht gesund ist – in Krisensituationen ist er erlaubt und oft auch wichtig. Schokolade für die Seele, vielleicht sogar ein Glas Nutella mit einem Löffel. Du darfst es dir gönnen, wenn du in einer harten Situation bist. Es ist ja nicht jeden Tag, und meistens hat man dann auch eine Weile genug davon. Pack aber nicht irgendetwas Süßes in den Koffer und auch nicht viel davon, nur die leckerste Sache, die dann auch in kleinen Mengen ausreicht.

Karel ist in einer Familie groß geworden, in der er nicht gesehen wurde. Er wurde mit allem versorgt, was er brauchte, und schulisch gefördert, aber niemand hat sich für ihn als Mensch interessiert. Deshalb fühlt er sich schnell unwichtig, ungeliebt und zurückgewiesen. Karel ist »ein Süßer«, wie er selbst sagt. Er hat etwas Übergewicht und verzichtet deshalb weitgehend auf Süßes. Wenn er aber in die alten Gefühle zurückrutscht, und das passiert ihm derzeit noch immer wieder, zum Beispiel, wenn seine Kinder ihn nicht beachten oder seine Frau sauer auf ihn ist, helfen ihm Gummibärchen. Davon hat er immer eine ganze Tüte in seinem Notfallkoffer. Dadurch, dass er sie nun nicht mehr jeden Tag nascht, genießt er sie viel mehr, besonders die roten. Der Geschmack gibt ihm ein Gefühl von Trost, den er dann dringend braucht, um wieder zu sich zu kommen und zu spüren: Heute ist nicht früher. Die Menschen, mit denen ich jetzt zusammen bin, lieben mich und interessieren sich für mich, vor allem meine Frau. Und die Kinder müssen es nicht, das ist in Ordnung. Ich habe eine Partnerin und Freunde, die wirklich wissen wollen, wer ich bin, aber sie können mir nicht ständig Aufmerksamkeit schenken. Karel isst die Gummibärchen immer in der gleichen Farbreihenfolge.

Emily isst sehr gern Süßes und auch viel zu viel davon. Darum hat sie sich dafür entschieden, in ihren Notfallkoffer etwas hineinzulegen, das sie sich im Alltag nicht kauft: einen Lutscher, der in seiner Mitte eine Blume in verschiedenen Farben zeigt. Um die Blume herum ist der Lutscher weiß, der Rand ist rot. Es dauert lange, bis der Lutscher aufgelutscht ist, darum passt er perfekt. Emily ist damit mindestens zwanzig Minuten beschäftigt, und während dieser Zeit kann sie sich, wenn sie sehr aufgebracht ist, auch wieder ein bisschen beruhigen. Mit dem Lutscher im Mund widmet sie sich dann den anderen Sachen im Koffer.

Chililutscher und Chilibonbons

Überhaupt nicht lecker, aber trotzdem eine Idee für einen Notfallkoffer sind Chililutscher, wenn du zum Beispiel dazu neigst, dich in Notsituationen selbst zu verletzten. Meistens geschieht das in Momenten der Depersonalisierung oder in Momenten des schlimmsten seelischen Schmerzes. Die vom Lutschen des scharfen Lutschers ausgelösten Schmerzen können den seelischen Schmerz auf die körperliche Ebene übertragen, wo er leichter auszuhalten ist. Chililutscher sehen aus wie die klassischen kleinen Kirschlutscher, die es in meiner Kindheit für 5 Pfennig am Kiosk gab. Sie sind aber höllenscharf und auf keinen Fall etwas für Kinder. Mit einem Schärfegrad von 7 auf einer Skala bis 10 schmerzt das darin enthaltenen Capsain heftig. Der große Vorteil gegenüber der Selbstverletzung: zwar ein intensiver Schmerz, aber keine bleibenden Verletzungen. Es gibt inzwischen auch viele Bonbons, die Capsain enthalten. Achte auf einen hohen Schärfegrad, wenn sie Teil deines Notfallkoffers werden sollen.

Michelle ist 19. Sie ritzt sich, seit sie 15 ist. Sie tut das, wenn sich ein vertrautes, schlimmes Gefühl, das sie nicht bewältigen kann, über den Tag hinweg aufgebaut hat. Dann wartet sie, bis sie zuhause ist. Das Ritzen hat bisher das Gefühl immer zuverlässig gestoppt. Aber Michelle zahlt einen hohen Preis dafür. Das will sie eigentlich gar nicht. Die Chililutscher in ihrem kleinen Notfallkoffer liegen obenauf. Die Klinge, die früher in ihrem Regal hinter den Büchern lag, hat sie weggeworfen – vorsichtshalber. Außerdem hat sie immer einen Chililutscher in der Schule dabei. Denn wenn sich das schlimme Gefühl in ihr aufbaut, kann sie schon früher etwas tun: In der Pause lutscht sie so lange, bis das Brennen stark genug ist, um das schlimme Gefühl zu stoppen. Das passiert immer schon lange, bevor der Lutscher aufgelutscht ist. Den Rest wirft sie dann weg, ein neuer Lutscher kommt in die Schultasche. Seitdem braucht Michelle den Notfallkoffer zuhause viel seltener.

Wärmflasche, Kirschkernsäckchen oder ein Eispad

Wärme oder Kälte können ebenfalls dabei helfen, aus einem schlimmen Zustand wieder auszusteigen. Vielleicht weißt du schon, was davon besser zu dir passt und was für dich die richtige Wirkung hat. Wärme? Leg eine Wärmflasche in deinen Notfallkoffer, damit du daran denkst, sie dir auf den Bauch oder unter den Nacken zu legen. Kälte ist gut? Dann brauchst du ein Kühlpad, wie du es in der Apotheke zum Kühlen von Prellungen bekommst. Da das Pad im Koffer natürlich noch nicht kühl ist, wenn du den Koffer öffnest, leg ein zweites ins Gefrierfach und tausche beide Pads aus, sobald du das kalte aus dem Gefrierfach nimmst.

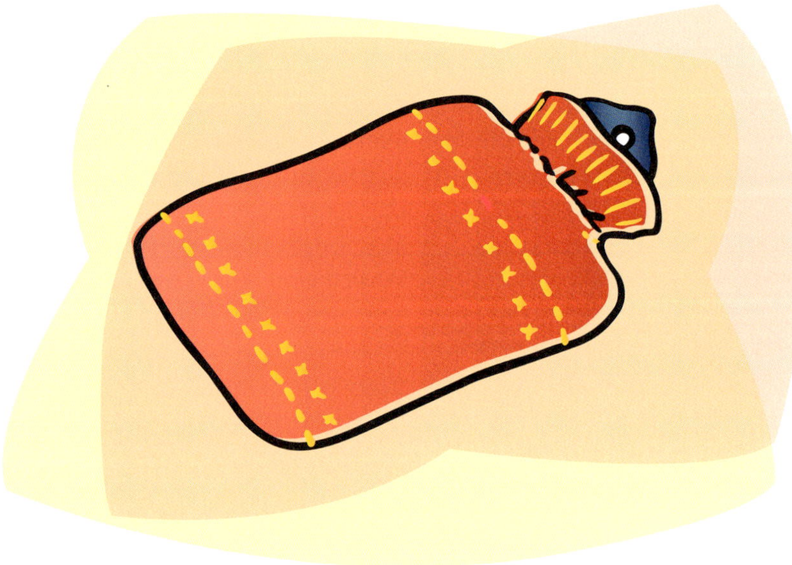

Renate braucht es kuschelig, wenn sie sich so verloren fühlt wie früher als kleines Mädchen. Dann legt sie sich aufs Sofa und deckt sich zu. In ihrem Notfallkoffer findet sie zwei Wärmflaschen, die sie auf ihren Bauch und unter ihre Füße legt, ein Päckchen Trinkschokolade und ein Glas Honig, aus dem sie etwas in die Trinkschokolade löffelt, die dann richtig süß ist – genau richtig für diese Momente. Renate liest dann einen Roman, was sie ablenkt und langsam wieder in ihre Erwachsenenwelt zurückbringt. Nach einer halben Stunde ist sie dann bereit, eine Freundin anzurufen, deren Foto und Telefonnummer ebenfalls im Notfallkoffer liegen. Dann verabredet sie sich am liebsten zu einem Spaziergang, weil es ihr guttut, das Haus zu verlassen. Wenn sie nach ihrer Strategie dafür gefragt wird, aus der alten Verzweiflung auszusteigen, sagt sie: Erst Wärme, dann Kakao und ein Buch, dann die Freundin. Immer die gleiche Reihenfolge.

Antonio Wenn es Antonio schlecht geht, spürt er Druck in der Brust und Hitze, die aufsteigt und ihm den Atem raubt. Eine kalte Dusche tut ihm gut, im Winter die kühle Luft draußen auf dem Balkon. Aber auch ein kaltes Kirschkernkissen aus dem Kühlschrank, auf die Brust gehalten, lässt ihn wieder tief durchatmen und zu sich kommen. Das Kirschkernkissen hat eine Freundin für ihr genäht – gleich in doppelter Ausführung, denn eins liegt in der Notfallbox, das andere im Freezer.

Duschschwamm und Duschgel

Kaltes oder heißes Wasser, um den eigenen Körper wieder zu spüren. Das Kratzen des Duschschwamms auf der Haut, um die Grenze des Körpers wieder wahrzunehmen. Das Gefühl im Körper, wenn die Durchblutung die Haut zum Kribbeln bringt. Entspannende Wärme oder Kälte, die augenblicklich wach macht. All das bewirkt eine Dusche.

Damit du daran denkst, leg einen Duschschwamm, einen Waschlappen oder ein besonderes Duschgel in deinen Notfallkoffer. Auch eine Duschhaube könnte passen, wenn die Haare nicht nass werden sollen, oder im Gegenteil ein besonderes Shampoo, wenn du sie waschen möchtest, bis sie duften. Wenn du lieber badest, darf auch ein Quietscheentchen in den Notfallkoffer, zusammen mit dem Badesalz oder dem Schaumbad. Achte dabei auf die richtige Konsistenz für das richtige Gefühl auf der Haut und den Duft. Soll der Duft beruhigend, anregend, erfrischend oder herb sein? Am besten nimmst du dir Zeit, probeschnuppern zu gehen. Dann kannst du Verschiedenes ausprobieren, bis du das Richtige gefunden hast. Benutze diesen Duft dann nicht im Alltag. Er hat eine besondere Funktion.

Katja erlebt immer wieder Flashbacks aus einem Überfall, bei dem sie beinahe vergewaltigt worden wäre. Neben intensiver Bewegung (meistens springt sie zuerst ein paar Minuten auf der Stelle und macht Boxbewegungen und Beinkicks, bis sie schwitzt) hilft ihr das heiße Wasser einer Dusche. Dabei stellt sie sich ganz unter die Dusche und lässt das Wasser über die Haare und das Gesicht und dann über den ganzen Körper laufen. Dabei bewegt sie sich ein bisschen, wippt von einem Fuß auf den anderen. So gewinnt sie die Kontrolle über ihren Körper zurück. Nach ein paar Minuten schäumt sie sich überall mit ihrem Lieblings-Duschgel ein – ein Männerduschgel, das für sie nach Selbstbewusstsein und Kraft duftet. Dann stellt sie das Wasser kühl. Wenn sie nun das Duschgel abwäscht, fühlt sie sich wie neu, als hätte sie die schlimme Erinnerung wieder von sich abgewaschen.

Kilian reagiert sehr stark auf Gerüche. Ein bestimmter Geruch, den es im Dorf immer wieder einmal gibt, triggert ihn regelmäßig. Um ihn wieder aus der Nase zu bekommen, nutzt er andere Gerüche, die er in seinem Koffer aufbewahrt: ein Duschgel, das frisch und vor allem sehr intensiv riecht und alles andere überdeckt, was ihm vorher noch in der Nase lag. Danach rasiert er sich und trägt ein Rasierwasser mit einem anderen Geruch auf. An Ende nutzt er ein Eau der Toilette, von dem er sich ein bisschen unter die Nase tupft. So kann er zur Ruhe kommen und schlafen.

Riechfläschchen mit Ammoniak oder ähnlich Scharfem

Das klassische Riechsalz aus der Zeit unserer Urgroßmütter kennen wir heute nur noch aus Filmen und Romanen. Dabei war es gar keine dumme Sache, bei einer Ohnmacht, damals häufig ausgelöst durch ein zu eng geschnürtes Korsett, an etwas zu riechen, das das Bewusstsein zurückbringt. Früher bestand das Riechsalz aus Hirschhornsalz, das zum Teil aus Ammoniak besteht. Hinzugegeben wurden manchmal ätherische Öle. Heute gibt in Apotheken immer noch Riechampullen, die dabei helfen können, einen dissoziativen Zustand zu beenden. Du bekommst sie rezeptfrei und sie sind einen Versuch auf jeden Fall wert. Wenn sie dir hilft, bekommt eine Riechampulle einen festen Platz in deinem Notfallkoffer.

Rosi findet sich immer wieder in Zuständen, in denen sie haltlos weinen muss, extrem anhänglich wird und dann den Impuls hat, ihren Exfreund anzurufen, der sie jahrelang misshandelt hat. Wenn sie ihn früher traf und er sie in den Arm nahm, ging es ihr sofort besser. Dann landeten sie meistens im Bett. Der Katzenjammer am nächsten Tag war groß, er hatte inzwischen schon lange eine neue Freundin, und Rosi bekam ihn wochenlang nicht aus dem Kopf. Ein tragischer Kreislauf.

Inzwischen hat Rosi gemerkt, dass sie das Schnuppern am Riechfläschchen aus diesem anhänglichen Zustand herausholt. Sie mag den Geruch überhaupt nicht, aber er wirkt. Sobald sie sich damit ein Stück weit wieder eingefangen hat, geht sie joggen. Das stellt sie wieder her. Dann weiß sie, was ihr Ex ihr angetan hat und der Impuls, ihn zu kontaktieren, ist weg.

Ein Duft, der zurückbringt

Es gibt auch angenehme Düfte, die in einer Krise retten können. Das kann ein besonderes Parfüm sein, oder auch der Geruch von Pfannkuchen. Wenn Letzteres der Fall ist, gehören die Pfannkuchen unbedingt auf die Liste mit deinen Lieblingsrezepten. Wenn es frische Waffeln sind, dann diese, und ein Waffeleisen sollte in deinem Schrank bereitstehen, zusammen mit den wichtigsten Zutaten!

Carla hatte als Kind einen Großvater, den sie über alles liebte, stark wie ein Bär, mit tiefer Brummstimme und großen, aber sanften Händen. Sie fühlte sich in seinem Arm oder auf seinem Schoß immer wohl und geborgen. Jetzt lebt ihr Großvater nicht mehr, aber sie erinnert sich noch genau an seinen Geruch. Das Rasierwasser, das er benutzte, gibt es immer noch, und Carla hat eine Flasche davon in ihrem Notfallkoffer. Wenn sie den Schutz und die Liebe ihres Großvaters spüren will, benutzt sie das Rasierwasser selbst, klopft sich etwas davon in die Armbeuge und auf die Wangen. Dann ist es ein bisschen, als wäre er da.

Ingrid liebt den Duft von Zimt. Er erinnert sie an Weihnachten, Wärme, Lachen und viele Tage aus ihrer Kindheit, in denen sie unbeschwert war und voller Vorfreude. Weil sie den Zimtgeruch mit Lebkuchen und Zimtsternen verbindet, hat sie auch ein Lebkuchen- und ein Zimtsterne-Rezept in ihrer Notfallschublade, dazu eine Packung geriebene Mandeln und ein Gläschen mit gemahlenem Zimt sowie eine Zimtstange, an der sie riechen kann. Nicht immer, aber manchmal backt sie dann auch. Einmal hat sie sogar im Sommer Zimtsterne gebacken. Schon in der Küche ging es ihr besser, und als sie in den ersten noch warmen Zimtstern gebissen hat, ohne Ruhezeit, erlöste sie ein tiefer Atemzug aus ihrer Krise.

Dekorative Kosmetik

Manchmal kann auch Kosmetik einen Unterschied machen, besonders die dekorative. Ein Mensch, der sich schminkt, schlüpft damit in eine andere Rolle. Lippenstift, Puder, Rouge, ein Eyeliner, Mascara und vieles mehr können deshalb einen festen Platz im Notfallkoffer haben, genauso wie verschiedene Farben Nagellack.

Feyza hat als junge Frau kurz vor der Geburt ihres ersten Kindes von ihrer Tante einen besonderen Nagellack geschenkt bekommen. Dunkel, Chanel. Die Anweisung der Tante: Vor der Geburt des Kindes die Fußnägel damit lackieren. Eine Frau soll ein Kind in Würde gebären, sagte die Tante. Feyza fand die Idee der Tante komisch, lackierte sich die Fußnägel aber trotzdem und fand das während der Geburt überraschenderweise unglaublich hilfreich. Es war eine schwierige, sehr schmerzhafte, aber am Ende erfolgreiche und schöne Geburt.

Noch immer gibt ihr dieser Nagellack dieses Gefühl von Stolz und Würde. Als würden ihre Fußnägel ihr sagen: Lass dich nicht hängen. Dann geht ein Ruck durch Feyza, sie richtet sich auf und atmet tief durch. Früher hat sie in diesen Momenten oft Alkohol getrunken. Heute bleibt sie nüchtern, kommt wieder zu sich und kann für ihre Tochter eine gute Mutter sein.

Ein Rhythmusinstrument

Eine Trommel, eine Rassel, ein Gong, ein Regenmacher: In fast allen Kulturen nutzen die traditionellen Heiler auch Rhythmus, um Menschen in starke, stolze und transformative Zustände zu führen. Prüfe, ob das auch für dich gut ist. Hast du bisher gute Erfahrungen damit gemacht, kann zum Beispiel Trommeln dabei helfen, wieder ins Handeln zu kommen, und die sanften Geräusche eines Regenmachers können sehr beruhigend wirken.

Wenn du gern trommelst, achte dabei auf die Gefühle in deinem Körper. Der Herzschlag hat die Tendenz, sich dem Trommelrhythmus anzugleichen. Du kannst dich in Ruhe führen, indem du einen Rhythmus anschlägst, der dem eines ruhigen Herzschlags entspricht. Probieren geht über Studieren. Trommle auch in normalen Situationen, damit du mit dem Instrument vertraut bist.

Christian war in seiner Jugend viel auf Reisen. In Afrika, aber auch in Indien hat er getrommelt, und später hat er sich in Vollmondnächten mit einer Gruppe von Freunden im Wald zum Trommeln verabredet. Leider hat Christian auch allerhand ungesunde Substanzen konsumiert und dabei ein paar üble Erfahrungen gemacht. Da eine dieser Erfahrungen in einer Nacht geschehen ist, in der er getrommelt hat, erweist sich seine alte Trommel für ihn nicht als hilfreich. Stattdessen legt sich Christian einen Klangschale zu, die er ins Vibrieren bringt, wenn er das Gefühl hat, den Boden unter den Füßen zu verlieren. Der Vibration der Klangschale, ihr voller Klang, in Kombination mit langsamen Schlägen oder dem Reiben an ihrer Oberfläche, bringt ihn zurück.

Silvia hat eine kleine Bongo zuhause, die sie mit den Handballen rhythmisch schlägt, wenn sie traurig ist. Anfangs passt sich der Rhythmus ihrem traurigen Gefühl an. Dann beginnen die Hände ohne bewusstes Zutun den Rhythmus zu verändern. Silvia ist in einer leichten Trance, und sie hat das Gefühl, von ihrem Unterbewusstsein geführt zu werden. Je stärker sich der Rhythmus verändert, umso mehr verändert sich auch ihr Gefühl.

Manchmal trommelt Silvia in solchen Situationen nur wenige Minuten, manchmal eine halbe Stunde. Sie spürt, wenn es genug ist.

Musikinstrumente

Wenn du Musik magst, kannst du in einen handlungsfähigen Zustand zurückkehren, indem du musizierst. Ein einfaches Instrument reicht. Eine Hirtenflöte, eine Panflöte, eine Mundharmonika. Ein Instrument, auf dem du eine einfache Melodie spielen kannst, ohne dass die technischen Hürden dafür hoch sind.

Natürlich kannst du jedes andere Instrument spielen, vor allem, wenn du eines beherrschst. Dann sollte statt der Flöte ein Notenblatt in deinem Notfallkoffer liegen, das du mit ans Klavier oder zur Gitarre nehmen kannst, um deinem Instrument Töne zu entlocken. Natürlich ist auch deine Stimme ein Instrument. Wenn du gern singst, leg ebenfalls Noten oder einen Liedtext bereit – denn in der Krise wirst du dich sonst nicht daran erinnern, dass und was du singen wolltest.

Caroline singt liebend gern und gut. Als sie noch studierte, hat sie ihr Budget dadurch aufgebessert, dass sie bei Trauungen gesungen hat. Auf Reisen hat sie Straßenmusik gemacht. Ihre Stimme ist warm und trägt. Wenn Caroline ihren

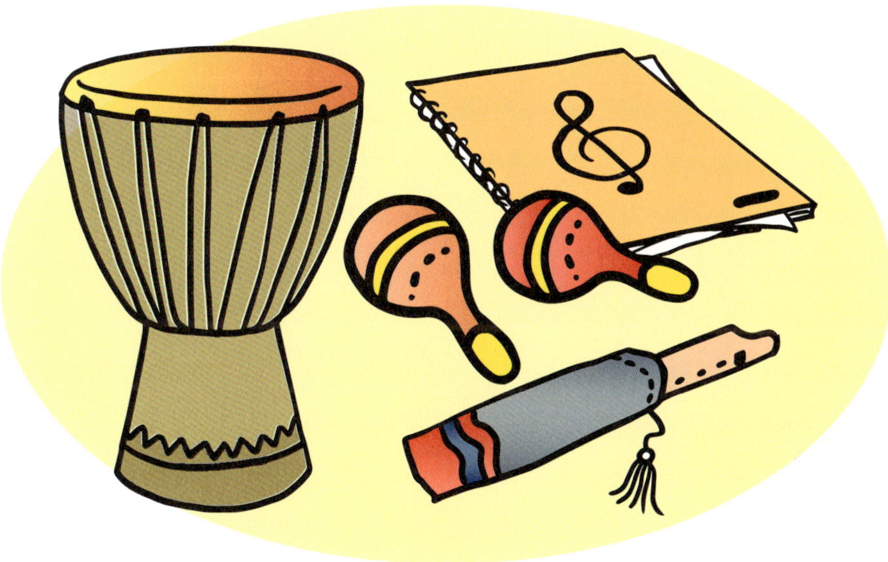

Notfallkoffer öffnet, findet sie dort ein kleines Liederbuch, in dem Stücke mit Text und Gitarrenakkorden stehen. Caronline kennt die Melodien der meisten Lieder und kann sie mithilfe der Texte mühelos singen. Anfangs ist ihre Stimme in den schwierigen Momenten noch sehr schwach und zittert, aber nach und nach gewinnt sie durch das Singen an Kraft. Sobald sie die warme Vibration ihrer Stimme spürt, beginnt sie sich wieder selbst zu mögen.

Rolf hat jahrelang Klavier gespielt, er beherrscht das Instrument gut. Früher als Kind hat er es gehasst. Zu viele Stunden musste er üben, während die anderen Kinder auf der Straße spielten. Mittlerweile hat er sich nach vielen Jahren Pause sein Instrument neu angeeignet: Er setzt sich an die Tasten und beginnt zu improvisieren. Je nachdem wie er sich fühlt, klingt die Musik immer anders. Er erkennt seine Stimmung genau wieder, und mit jedem Ton hat er das Gefühl, dass die schweren Gefühle aus ihm herausfließen können und mit der Musik verklingen. Damit er sich in den wichtigen Situationen ans Spielen erinnert, hat Rolf ein Miniatur-Klavier in den bemalten Karton gelegt, den er öffnet, wenn es ihm schlecht geht.

Meditationsanleitung oder Autosuggestionen

Gehörst du zu den Menschen, die es lieben, eine geführte Meditation zu machen oder Affirmationen zu hören? Wenn ja, sollten auch diese einen Platz in deinem Notfallkoffer finden. Du kannst deine Lieblingsmeditation auf einem Stick speichern oder einen Hinweis hinterlegen, der dich an die App erinnert, auf der du sie mühelos findest. Speichere sie dort unbedingt unter deinen Favoriten, damit du nicht lange suchen musst. Achte auch darauf, dass die Person, die sie spricht, eine beruhigende und angenehme Stimme hat. Genauso gut kann eine meditative Musik helfen, wieder zur Ruhe zu kommen.

Carsten hat seine traumatischen Erlebnisse mit Arbeit kompensiert. Er ist ein perfekter »Funktionierer« und hat deshalb lange gar nicht gewusst, dass er Probleme hat. Er ist erfolgreich im Job, verdient gut, kann sich leisten, was er will, und hat Hobbys, die ihn beschäftigen, wenn er nicht bei der Arbeit ist: Er macht Sport, fährt Motorrad, repariert selbst, arbeitet am Haus und im Garten und ist sonst mit seiner Familie unterwegs: Freizeitparks, Kurztrips, Schwimmbad im Sommer, Kino und Grillen mit Freunden.

Manchmal aber kommt er zur Ruhe und entspannt sich, und dann fällt er in ein dunkles Loch. Auf einer Meditationsapp hat er eine Meditation gefunden, die tiefen Schlaf bringen soll. Sie ist auf Englisch gesprochen, von einem Mann mit schottischem Akzent. Carsten kann gut Englisch. Die Stimme und der Akzent wirken wirklich beruhigend auf ihn, und immer schläft er nach spätestens der Hälfte ein. Wenn er eine halbe Stunde später (mit Wecker, wenn er tagsüber meditiert) oder am nächsten Morgen (ohne Wecker, wenn er abends im Bett meditiert) aufwacht, ist das dunkle Gefühl wieder weg.

Nora hört, wenn sie Selbstzweifel hat, eine Sprachnachricht, die ihre Therapeutin ihr mal aufs Handy gesprochen hat. Darin sagt die Therapeutin, was Nora schon erreicht hat, welche Stärken sie hat, und betont, was alles in ihr steckt. Daraus ergibt sich sehr logisch, dass Nora ihre aktuellen Schwierigkeiten überwinden wird und das erreichen kann, was sie sich wünscht. Die Sprache, die die Therapeutin benutzt, ist wertschätzend, positiv und überzeugend, die Sätze kurz, und Nora glaubt ihr, weil sie ihr vertraut, weil beide schon schwierige Hürden zusammen genommen haben. Die Sätze wirken als Affirmationen: »Du bist stark. Du bist wertvoll. Dein Leben gehört dir. Du schaffst das.«

Menschen, die du anrufen kannst

Noch eine Liste ist vielleicht wichtig für deinen Notfallkoffer: die »Anrufliste« (Seite 143) der Menschen, die du anrufen kannst, wenn es dir richtig schlecht geht, und die dann hilfreich und gut für dich sind.

Beginne mit Freunden und Bekannten. Mach weiter mit Profis, vielleicht der Telefonseelsorge oder deinem Therapeuten für den absoluten Notfall oder wenn sonst niemand erreichbar ist und alle anderen Möglichkeiten ebenfalls nicht greifbar oder wirksam sind. Auch die Nummer einer Klinik kann ganz am Ende stehen, damit du dort anrufen kannst, wenn du ganz verzweifelt sein solltest. In dieser Reihenfolge: Freunde und Bekannte, und natürlich Familienmitglieder, die dir wohlgesinnt sind. Dann professionelle Unterstützer, Berater, der Sozialdienst, Therapeuten. An letzter Stelle eine Klinik oder Notrufnummer. Du wirst sie wahrscheinlich gar nicht brauchen.

Wenn du in Not bist, fang immer ganz oben an und arbeite dich nach und nach durch die Liste durch. Aber Achtung: Menschen, die dich verletzen, die dir vielleicht erst einmal helfen, dir deine Not dann aber unter die Nase reiben, oder die dich abwerten, schreib auf keinen Fall auf die Liste, egal wie groß die Versuchung sein mag! Nicht immer müssen jene, die du anrufen kannst, deine engsten Freunde sein. Manche Menschen wiederum kennt man noch nicht lange, aber man kann ihnen vertrauen.

Bitte achte darauf: Wenn du jemanden zur Hilfe holst oder rufst, denke daran, dich nach dem Notfall für die Hilfe zu bedanken, ruhig mit einer kleinen Aufmerksamkeit, einem Blumenstrauß, einem kleinen Geschenk oder der Einladung zu einer Pizza bei deinem Lieblingsitaliener. Das ist wichtig, damit die Augenhöhe nicht mit der Zeit verloren geht und damit du auch künftig dort anrufen kannst, ohne den anderen über Gebühr zu belasten.

Fred erlebt immer wieder Phasen tiefer Depression. Früher hat er dann entweder gekifft und nächtelang Pornos geschaut. Oder er ist in Clubs gegangen und hat sich immer neue Sexpartner gesucht. Nicht immer tat ihm das gut, es hat ihm Verletzungen und auch einmal eine Geschlechtskrankheit eingebracht. Dieses Verhalten hat ihn abgelenkt und betäubt, aber nicht geheilt. Er hat den Sex benutzt wie eine Droge.

Auf Freds Liste steht auch ein Club. Aber erst an achter Stelle. Ganz oben eine Freundin, die auch eine gute Zuhörerin und Köchin ist und gern mit einer Packung Spaghetti und ein paar weiteren Zutaten zu ihm kommt. Dann zwei weitere Freunde, die weiter weg wohnen, aber gute Gesprächspartner am Telefon sind. Sein Exfreund, mit dem ihn noch eine wertschätzende Freundschaft verbindet. Ein Mann, den er in einem Club kennengelernt hat und der ebenfalls unter Depressionen leidet. Die beiden können sich gut austauschen. Eine entfernte Bekannte, die Sozialarbeiterin ist und ermutigende und praktische Tipps geben kann, wenn er deprimiert ist. Seine Schwester mit den beiden Neffen, die am Telefon wild drauflosplappern und ihm von der Schule, dem Hund und den aktuellen Spielen erzählen und ihn dadurch aufmuntern und wieder an Leben teilhaben lassen. Wenn das alles nichts geholfen hat oder er niemanden erreicht hat, kommt an nächster Stelle der Club. Danach die Telefonseelsorge. Da hat er bisher aber noch nie angerufen. Es war nicht nötig.

Simone hat eine gute Freundin, mit der sie am liebsten spricht. Weil sie diese Freundin aber nicht überfordern will, hat sie noch zwei andere Namen und Nummern aufgeschrieben, und wenn sie ganz unglücklich ist, ruft sie im Wechsel an. Wenn sie diejenige, mit der sie sprechen möchte, nicht erreicht, wählt sie die vierte Nummer. Das ist die ihrer Mutter. Auch ihre Mutter ist eine gute Zuhörerin, geduldig und verständnisvoll, aber weil ihre Mutter sich dann oft Sorgen um Simone macht, hat diese danach oft ein schlechtes Gewissen. Darum beschließen wir, dass Simone ihre Mutter von der Liste nimmt und lieber jemand Neutralen dazuschreibt, dem sie vertraut. Da fällt Simone ein Bekannter ein, den sie aus einem Seminar kennt und mit dem sie sich gut verstanden hat. Sie sprechen miteinander und vereinbaren, dass sie füreinander da sind, wenn sie es schwer haben. Das hilft, und bald schon rückt der Bekannte auf die erste Stelle auf der Liste. Die Freundinnen sind entlastet.

Tätigkeiten, die dich glücklich machen

Ja, es gibt Aktivitäten, die verbinden uns mit unserer Kraft. Ich erlebe das, wenn ich in der Natur bin und Kräuter oder Pilze sammle. Ganz egal, wie es mir vorher ging: Nach spätestens einer Stunde bin ich mit mir und der Welt wieder im Reinen. Positiver Nebeneffekt: ein leckeres Pfifferlingsessen im Spätsommer oder eine Teemischung, die aus den Kräutern entstanden ist, die ich in diesem Jahr eben gefunden habe: Minze, Brennnessel, Taubnessel, Brombeerblätter, Schafgarbe, Holunderblüten, Frauenmantel, was auch immer am Wegesrand gewachsen ist. Die Mischung reicht dann für den ganzen Winter. Außerdem liebe ich die Gesellschaft von Büchern. Sie kommen mir vor wie Schätze, die alle darauf warten, noch geborgen zu werden. Als Studentin habe ich davon geträumt, mal nachts in einer Bibliothek eingeschlossen zu werden. Das ist leider nie passiert. Wenn ich mich aber in einer Bibliothek aufhalte oder in einer großen Buchhandlung und dort herumstöbern kann, bin ich glücklich. Ganz egal, was vorher war. Darum lohnt es sich, eine Liste zu schreiben mit »Tätigkeiten, die glücklich machen« (Seite 141), und sie in deinen Notfallkoffer zu legen. Vielleicht bietet sich eine davon ja gerade an.

Vanessa Vanessas Liste mit Tätigkeiten, die glücklich machen, enthält einiges, das sie fast immer tun kann: Sie liebt es zu schwimmen. Im Wasser fühlt sie sich sicher und kraftvoll. Dabei ist es egal, ob sie in einem Schwimmbad schwimmt, in einem See oder im Meer. Sie ist glücklich, wenn sie mit einer Katze schmusen kann. Nachdem ihr das klar wurde, ist sie ins Tierheim gefahren und hat dort eine Katze adoptiert. Vanessa geht auch liebend gern shoppen. Meistens tut sie das aber online, was erstens weniger Spaß macht und zweitens dazu führt, dass sie lauter Sachen bestellt, die sie gar nicht braucht. Also steht auf ihrer Liste: shoppen in der Stadt mit meiner Freundin. Zu zweit ist es viel schöner. Ins Thermalbad gehen. Das ist ein bisschen wie Schwimmen, auch da ist sie im Wasser. Anschließend ist sie müde und zufrieden.

Manni liebt es am meisten zu reisen. Das geht aber oft nicht. Darum stehen auf seiner Liste Dinge, die damit zu tun haben: eine Reise planen. Dann setzt er sich vor den Rechner und recherchiert Unterkünfte, Wanderrouten, Flüge, Busse und Orte, an denen man essen kann. Oder er liest in Reiseführern über Länder, die er gern als Nächstes besuchen will. Am meisten mag er Bücher mit vielen Fotos. Aber Fotos schaut er sich auch im Internet an und fängt an zu träumen. Außerdem spielt Manni gern Dart. Jetzt hat er die Liste zum Anlass genommen, sich eine Dartscheibe in den Flur zu hängen, wo er spielen kann, ohne in die Kneipe zu müssen, was in Momenten der Trübsal immer ein bisschen gefährlich für ihn ist, weil er dann zu viel trinkt.

Medikamente, die du im Notfall nehmen sollst

Hat dir ein Arzt Tabletten oder Tropfen verschrieben, die du im Notfall nehmen kannst oder sollst? Dann lege auch die in deinen Notfallkoffer, und am besten nur dorthin. Denn dann siehst du auch all die anderen Dinge, die du tun kannst, und kannst dich entscheiden: Nimmst du zuerst die Tropfen und beschäftigst dich dann mit etwas anderem aus deiner Schatzkiste? Oder tust du das zuerst und schaust, ob du das Medikament überhaupt noch brauchst? Vielleicht geht der Notfall ja auch so vorbei. Außerdem wird dir dadurch bewusst, dass es viele verschiedene Möglichkeiten gibt, dir selbst zu helfen. Medikamente sind eine davon. Aber eben auch nur eine.

Auch natürliche Heilmittel haben im Notfallkoffer ihren Platz: homöopathische Mittel, mit denen du gute Erfahrungen gemacht hast, Rescue-Tropfen, vielleicht Baldrian-Tabletten, wenn sie dir dabei helfen einzuschlafen oder dich zu beruhigen. Verzichte darauf, Alkohol zu trinken. Er bietet sich als einfacher Problemlöser an, wirkt häufig leider auch kurzfristig als solcher, aber die Probleme kommen zurück, und du wirst wieder trinken wollen. Die Suchtgefahr ist groß. Darum: Finger weg!

Eine Zigarette

Ja, manchmal kann auch eine Zigarette dabei helfen, aus einem lähmenden oder sehr aufgewühlten Zustand wieder herauszufinden. Sie ist sicher nicht das erste Mittel der Wahl, eher als »Medikament« einzustufen, das wie alle Medikamente eben auch unerwünschte Nebenwirkungen hat. Das Nikotin wirkt einerseits beruhigend, andererseits aktivierend, es führt dazu, dass du wach wirst und gleichzeitig gelassen.

Wenn du zu den Menschen gehörst, die in Krisen nach einer Zigarette wieder denk- und handlungsfähig sind, lege eine (!) Zigarette in deinen Notfallkoffer. Diese eine muss reichen. Tut sie das nicht, ist Nikotin nur sehr bedingt hilfreich und du solltest ganz darauf verzichten. Denn wenn du früher Raucher oder Raucherin warst und im Notfallkoffer ein ganzes Päckchen Zigaretten findest, ist die Versuchung groß, wieder mit dem Rauchen anzufangen, anstatt die Zigarette nur als Notfallmittel zu nutzen, um wieder klar denken zu können und dann etwas anderes zu tun, was dich weiter stabilisiert.

Daniel war früher einmal starker Raucher und hat damit aufgehört. Wenn ihn seine inneren Dämonen geplagt haben, wie er es nennt, hat er früher immer sehr viel geraucht. Als er aufgehört hat, hat er eine sehr schwierige Phase durchlebt und ist einige Nächte zuhause schier die Wände hochgegangen. Gleichzeitig wollte er aufhören, weil er Papa geworden ist und nun nicht mehr nur für sein eigenes Leben verantwortlich war.

In seinem Notfallkoffer liegt eine kleine Schachtel mit einer einzigen Zigarette. Für den absoluten Notfall, wie er sagt. Aber er raucht sie nicht. Sie liegt in seinem Koffer eher wie ein Symbol, die Sicherheit, die sagt: Im schlimmsten Fall bin ich da. Das führt dazu, dass er auch ohne Zigarette auskommt und andere Dinge nutzt, wie zum Beispiel seine Hanteln und sein Springseil und einen Chililutscher. Den findet er schrecklich, aber er hilft genauso gut wie der Glimmstängel. Und gibt ihm das Gefühl, die Kontrolle zu behalten, auch wenn es ihm schlecht geht.

Bewegung

Bewegung kann wunderbar helfen, wieder zu dir zu finden. Egal, ob du gerade in Schockstarre bist, in einem alten Gefühl oder irgendwo ganz anders: Wenn der Körper sich bewegt, findet der Geist wieder in ihn hinein. Du kannst laufen, Liegestütz machen oder ein Springseil benutzen und so lange springen, bis du platt bist. Leg das Seil in den Notfallkoffer, damit du es gleich zur Hand hast. Positiver Nebeneffekt: Bewegung ist gesund, sie macht fit und hält schlank. Du schlägst also gleich mehrere Fliegen mit einer Klappe!

Laura hat früher einmal Karate gemacht. Die kontrollierten Bewegungen sind ihr in Fleisch und Blut übergegangen und viele Abläufe sind automatisiert. Sie hat ihren braunen Gürtel in ihren Notfallkoffer gelegt. Wenn sie ihn sieht, erinnert sie sich an die Techniken und Haltungen, die sie so viele Jahre trainiert hat. Eine

Kombination aus Fuß- und Handtechniken übt sie am liebsten, sie stellt sich vor, gegen mehrere Angreifer zu kämpfen, und führt die Bewegungen diszipliniert und sauber durch. Das zentriert sie und löst die Starre, in die sie manchmal fällt, wenn sie einem bestimmten Trigger in ihrem Alltag ausgesetzt ist. Laura spürt während der Bewegungen nicht nur wie stark und kontrolliert ihr Körper ist, sondern sie gewinnt auch einen klaren Kopf zurück, kann sich fassen und dann wieder zum Alltag zurückkehren und zu dem, was sie eigentlich tun möchte.

Selina hat zwei Hanteln in ihrem Notfallkoffer. Sie geben ihren Bewegungen Gewicht, und wenn sie die Hanteln in den Händen hält und ihre Arme bewegt, spürt sie den Effekt auf die Muskeln sofort. Das Ziehen findet sie angenehm, und sie spürt ihre Kraft, aber auch die Anstrengung, auf positive Weise. Sie macht immer die gleichen Übungen, damit es schnell geht und sie nicht lange überlegen muss, was sie tun soll. In Kombination mit Musik, einer ganz bestimmten, die drei knackige schnelle und aggressive Stücke beinhaltet, kommt sie so wieder in ihre Kraft. Manchmal reichen diese wenigen Minuten sogar schon, sie wieder ins Gleichgewicht zurückzubringen. Wenn sie Zeit hat, fügt sie einen ganzen Workout an. Oder sie schließt ihren Notfallkoffer wieder und widmet sich dem, was sie zu tun hat. Oder, wenn es Abend ist, legt sie sich ins Bett und kann dann auch schlafen.

Im nächsten Abschnitt findest du meine liebsten SOS-Übungen. Sie sind ebenfalls für den Notfallkoffer gedacht und ich empfehle dir, sie einfach mal auszuprobieren. Tun sie dir gut? Dann kopiere sie, schreibe sie ab oder nimm die Seite aus dem Buch heraus und lege sie in deine Schatzkiste. Du kannst eine davon wählen oder auch mehrere. Sie sind alle ganz kurz und ergänzen sich gegenseitig. Sie haben einen positiven Effekt auf das Nervensystem und holen dich aus einem übererregten oder auch schwachen Zustand wieder heraus. Danach findest du eine Atemübung (Seite 122), die das Nervensystem beruhigt, und die Wahrnehmungsübung (Seite 124), über die ich schon weiter vorne geschrieben habe. Damit du sie in den Koffer tun kannst, solltest du sie gut geübt haben und quasi im Schlaf beherrschen.

Kleine SOS-Übungen

Die folgenden Übungen gehen immer und sie sind ganz kurz. Ihre Wirkung auf das Nervensystem tritt schnell ein.

1 Gähnen

Gähne tief und lautstark – ganz egal ob du müde bist oder nicht! Das entspannt sofort! Egal, ob du dich aufgebracht oder eher gelähmt fühlst. Das hilft schon innerhalb von ein paar Sekunden.

2 Die Augen hin und her bewegen

Während die Nase nach vorne zeigt, bewege die Augen so weit nach links, wie es geht. Dann bewege sie langsam so weit nach rechts, wie es geht. Das kannst du ein paarmal wiederholen. Du kannst die Augen auch langsam im Kreis bewegen.

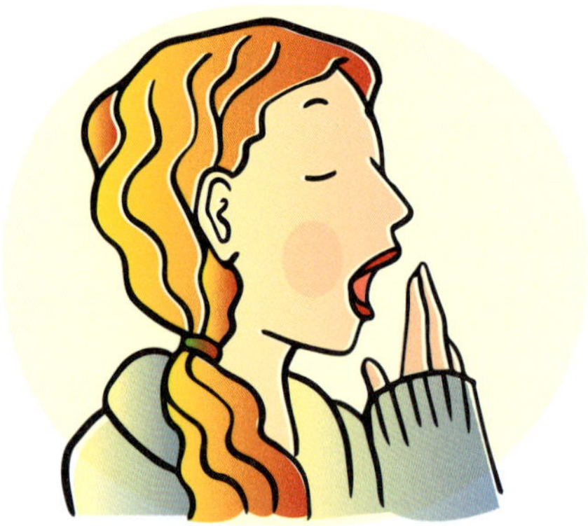

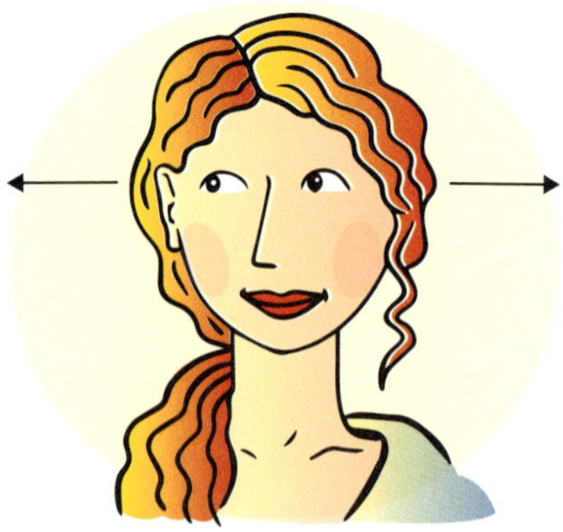

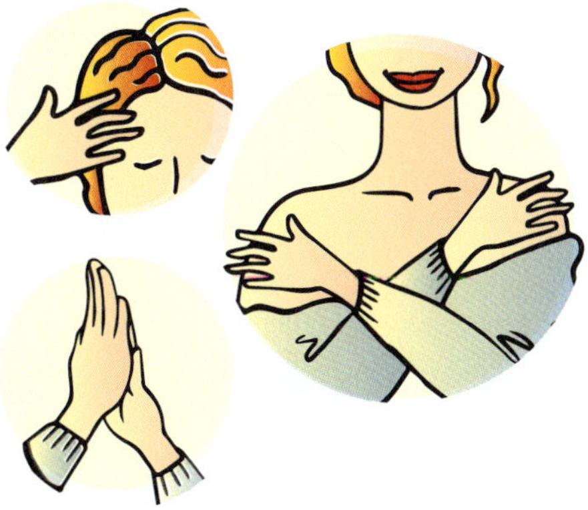

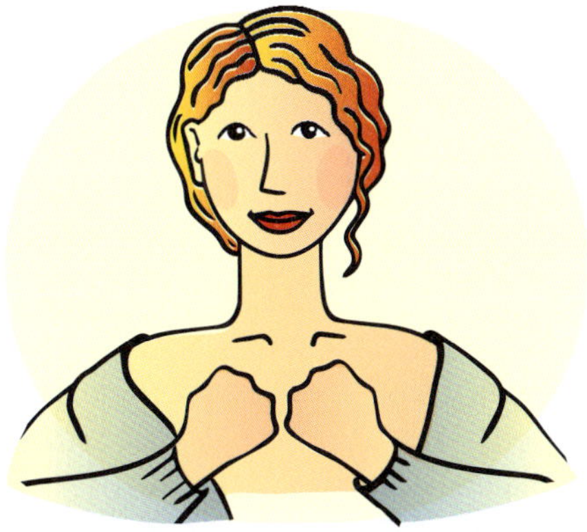

3 Streicheln!

Streicheln löst langsame Delta-Wellen im Gehirn aus, die bei der Verarbeitung eines Traumas helfen. Am wirksamsten ist es, wenn du sanft dein Gesicht oder deine Schultern streichelst oder wenn du die Handflächen aneinanderreibst.

4 Der Affe

Klopfe dir mit beiden Fäusten auf die Brust, neben das Brustbein, wie die Gorillas, wenn sie zeigen wollen, wer der größte Affe auf dem Berg ist. Und schau dabei, ob du mit beiden Fäusten gleichzeitig klopfst oder mit beiden abwechselnd. Das ist Geschmackssache.

5 Lang machen

Wenn du stehst, strecke die Arme so weit nach oben, wie es geht, und ziehe den ganzen Körper lang. Du kannst dich auch diagonal strecken, also das linke Bein und den rechten Arm und umgekehrt. Wenn du liegst, mach es genauso.

6 Das Trampeltier

Teste, ob es dir guttut, zu stampfen oder zu trampeln oder die Füße abwechselnd in den Boden zu drücken. Das gibt Bodenhaftung. Wenn deine Nachbarin unter dir an die Decke klopft, bekommt sie am nächsten Tag ein Stück Kuchen!

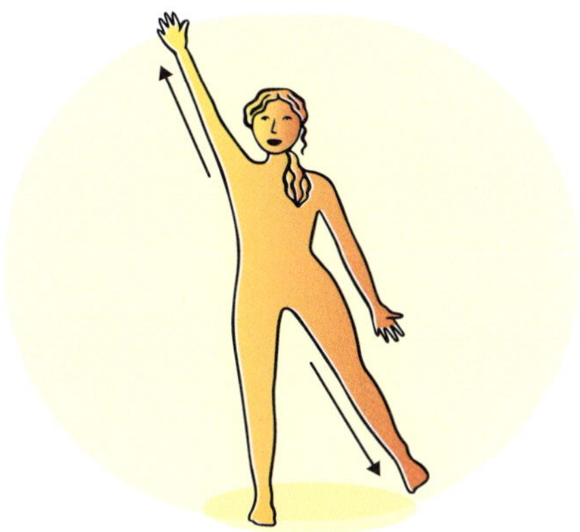

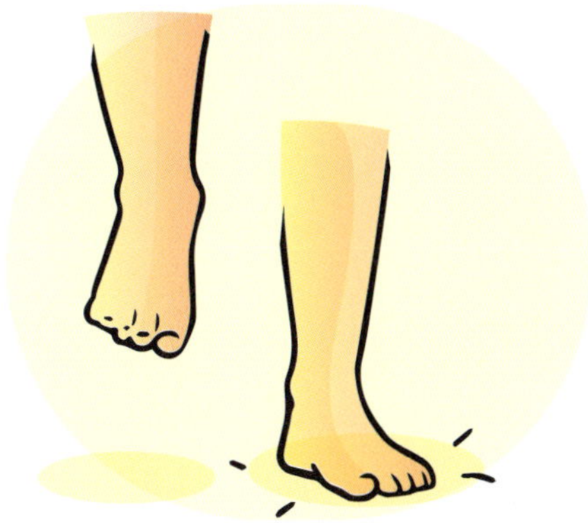

Atmen

Ein ruhiger Atem führt zu einem ruhigen Körper. Ein ruhiger Körper führt zu einem ruhigen Geist. Oft helfen Atemübungen dabei, wieder zu sich zu kommen. Die folgende Übung aktiviert den Teil des Nervensystems, der für Erholung zuständig ist, den Parasympathikus. Ist er aktiviert, ist der schlimme Moment vorbei.

Ich habe diese Übung von Michel Gagné gelernt, der sich viele Jahre lang intensiv mit dem Atem beschäftigt hat und nicht nur Psychologe, sondern auch Trainer für Atemarbeit ist. Er praktiziert »Breathology«, die Wissenschaft der Atmung, und hat ihren großen Einfluss nicht nur an Menschen untersucht, die unter Traumata leiden, sondern nutzt sie auch im Leistungssport. Michel sagt, dass richtiges Atmen heilen kann, und ich stimme ihm zu.

Die folgende Übung kannst du natürlich anwenden, wenn es dir gerade schlecht geht. Aber du kannst sie auch in deinem Alltag nutzen, immer wieder, sozusagen als regelmäßige Möglichkeit zur Stabilisierung, auch wenn du gerade gar nicht besonders unter Anspannung stehst oder wenn du das Gefühl hast, es sei nichts Besonderes los. Die Übung harmonisiert das Nervensystem immer wieder aufs Neue und hilft dabei, dich insgesamt stärker und ruhiger zu machen.

Wenn du die Übung im Alltag benutzen möchtest, kopiere sie und hänge sie an einen Platz in deiner Wohnung, wo du sie immer siehst: an den Kühlschrank, an eine Tür, durch die du häufig gehst, oder an die Wand gegenüber der Toilette.

Wenn sie dir auch dann weiterhilft, wenn du gerade einen fiesen Moment hast, wenn sie dich also gut zurückholen kann, klebe sie auf einen Karton und lege sie in deinen Notfallkoffer. Die Wahrnehmungsübung im nächsten Abschnitt kannst du auf denselben Karton kleben, zum Beispiel auf die Rückseite.

Michels Atemübung

» Drei tiefe Atemzüge reichen, um das Nervensystem zu beruhigen. Eine Minute Zeit. Eine Übung, die du überall und immer anwenden kannst!

1 Ausatmen Atme durch die gespitzten Lippen vollständig aus. Wenn die Luft draußen ist, presse noch mehr Luft aus den Lungen, in mehreren Etappen, bis auch wirklich kein bisschen mehr herauskommt. Dabei darfst du richtig pusten, und man darf es hören.

2 Einatmen Atme durch die Nase ein und fülle die Lungen dabei gut. Du kannst so kräftig und schnell einatmen, wie es sich gut anfühlt.

Luft anhalten Halte die Luft an und zähle dabei langsam bis vier.

Wiederhole die drei Schritte noch zweimal: insgesamt 3 Atemzüge lang. Dann spüre kurz nach, wie es dir geht. Wenn du dich ruhiger fühlst, kannst du anschließend die Wahrnehmungsübung machen.

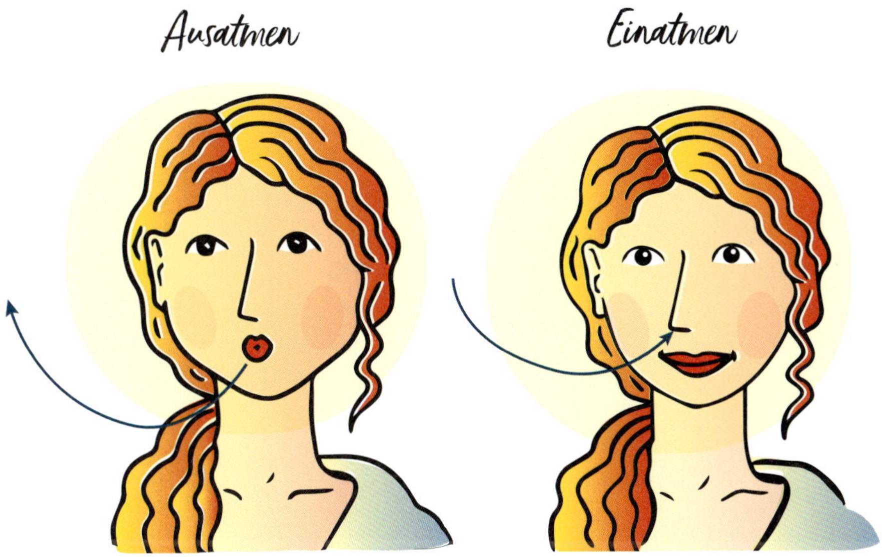

Die Wahrnehmungsübung

Diese Übung eignet sich nicht nur für den Notfall, sondern darf Teil deines Alltags werden. Immer wieder angewandt, hilft sie dir dabei, dich mehr und mehr im Hier und Jetzt aufzuhalten. Deshalb kopiere sie, wenn du sie nutzen willst, leg sie einmal in deinen Notfallkoffer, damit du an sie denkst, wenn du sie am meisten brauchst, und hänge das zweite Exemplar in deiner Wohnung an einen Platz, wo du es siehst, damit du dich auch zwischendrin daran erinnerst, sie zu machen. Du kannst dir auch zur Erinnerung deinen Handywecker stellen.

Die Wahrnehmungsübung dauert anfangs etwa 3 Minuten, mit etwas Routine später nur noch 30 Sekunden. Du kannst sie überall durchführen, wo du gerade bist, und auch völlig unbemerkt, zum Beispiel in einem Meeting bei der Arbeit, das dir gerade extrem auf die Nerven geht. Dann machst du sie mit offenen Augen und wirst regelrecht beobachten können, wie du wieder gelassener wirst.

Was genau passiert bei dieser Übung? Eigentlich ist sie lediglich eine Art Inventur: Du checkst nacheinander mithilfe deiner Sinnesorgane, was gerade los ist – in dir selbst und um dich herum.

Warum? Wann immer du dich schlecht fühlst oder sogar ein Flashback hast, bist du mit deiner Energie nicht mehr im Hier und Jetzt, sondern in einem Zustand, der in die Vergangenheit gehört. Du bist sozusagen in eine Erinnerung abgedriftet, die dich ganz einnimmt und dir das Gefühl gibt: Was du spürst, ist jetzt real. Die Wahrnehmungsübung bringt dich dahin zurück, wo du gerade wirklich bist. Das ist meistens eine Umgebung oder ein Moment, der viel weniger dramatisch ist, als dir dein Gefühl suggeriert.

Für die Übung gibt es nur eine einzige Regel: Nicht bewerten. Es geht darum zu beobachten: Was ist gerade los? Nichts ist gut oder schlecht, nichts richtig oder falsch. Wenn du zum Beispiel merkst, dass du kalte Füße hast, ist das so. Du kannst nach der Übung warme Socken anziehen oder die Füße auf eine Wärmflasche stellen. Wenn du bemerkst, dass dein Herz rast, dann rast es. Es ist okay. Es muss sich nicht sofort beruhigen. Erstaunlicherweise wird es das aber von selbst tun nach einer Weile, wenn du wieder im Hier und Jetzt zurück bist.

Die Wahrnehmungsübung ist meistens nicht als allererste Hilfe zu gebrauchen. Sie ist aber im zweiten oder dritten Schritt sehr hilfreich, damit du wieder bei dir ankommst, und wenn du sie häufig verwendest, macht sie dich stärker, ruhiger und stabiler.

Wahrnehmungsübung

Die folgenden acht Schritte gehe nacheinander durch. Du brauchst nicht zu verweilen. Sobald du wahrgenommen hast, worum es in dem Schritt geht, wendest du dich dem nächsten zu.

1. Lausche aufmerksam auf alles, was du hören kannst: draußen, drinnen und in deinem Körper.
2. Schnuppere und schmecke: Was nimmst du wahr?
3. Nimm Druck auf der Haut wahr: Wie bemerkst du deine Kleidung? Wo liegt oder sitzt dein Körper am stärksten auf? Wie spürst du Brille, Haare oder Schmuck?
4. Scanne deinen Körper und finde heraus, wie die Temperatur ist, um dich herum und in dir.
5. Spüre dem Herzschlag in deinem Körper nach: Wo spürst du ihn, und wie schlägt das Herz gerade?
6. Spüre deinem Atem nach: Wie tief fließt er, in welcher Geschwindigkeit?
7. Scanne deinen Körper, um herauszufinden, wo es sich unangenehm anfühlt – und wo neutral oder angenehm.
8. Schau dich um und suche mit den Augen eine ganz konkrete Farbe oder Form, für die du dich entschieden hast. Wo entdeckst du sie überall in deiner Umgebung?

Auf meiner Website (Seite 130) findest du die Übung auch als Audio-Anleitung zum kostenlosen Download.

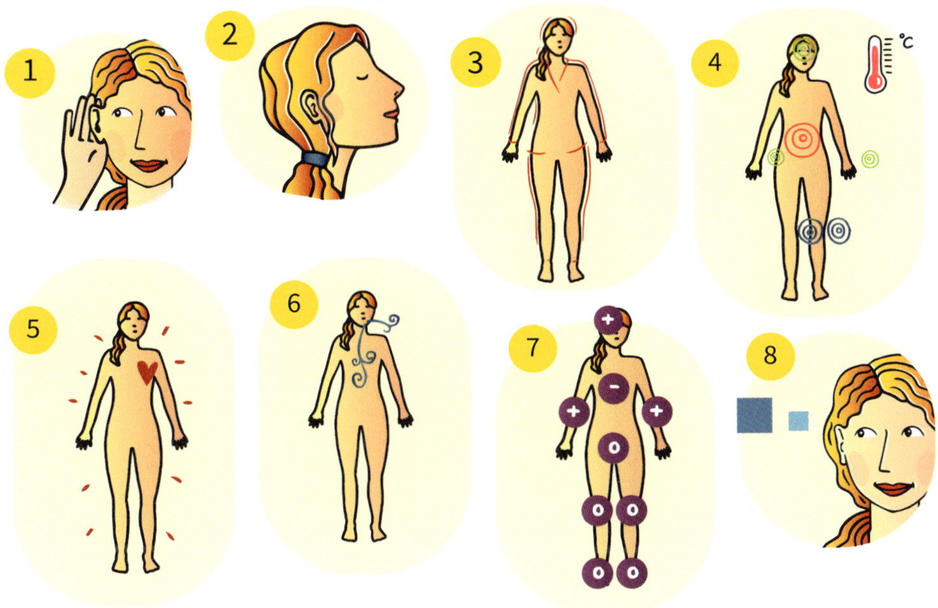

Meridianklopfen

Hast du dich schon einmal stark geklopft? Mit Akupunkturpunkten geht das!

Klopfe die Punkte je etwa 30 Sekunden in folgender Reihenfolge:

1. Schlüsselbein
2. Augenbraue (am Ansatz innen)
3. Nase (direkt unter der Nase)
4. Lippe (unter der Lippe im Grübchen auf dem Kinn)
5. Thymusdrüse
6. Achsel (etwas tiefer als die Achsel auf der T-Shirt-Naht)
7. Rippe (direkt unter der Brust)
8. Schlüsselbein

Dann checke deinen Körper: Was fühlt sich anders an? Wenn dir das Klopfen gutgetan hat, kannst du die Serie wiederholen, bis du merkst: Du hältst den Kopf wieder gut über Wasser und kannst an Land schwimmen.

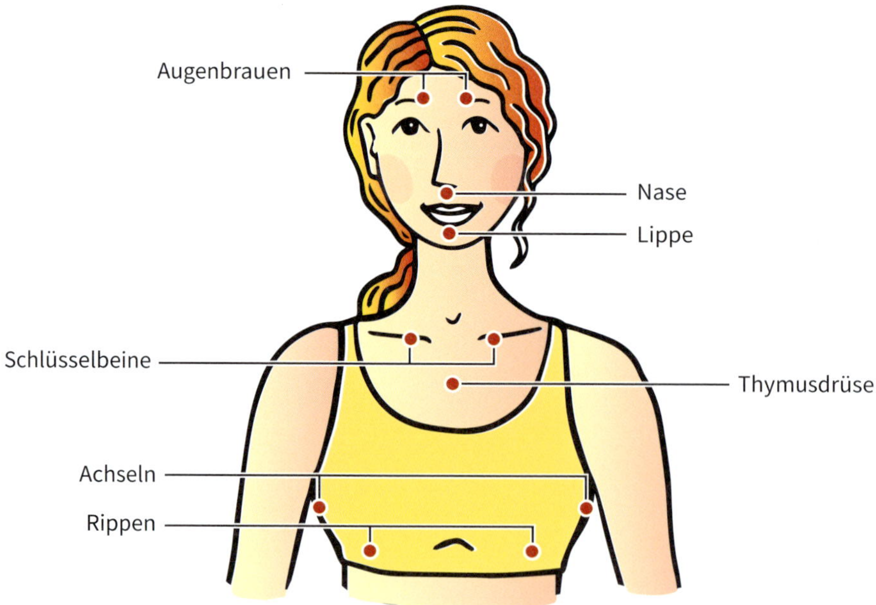

Das Nervensystem beruhigen

Die folgende Übung ist dem Qigong abgeschaut. Sie bringt ein überaktives Nervensystem aus dem Alarmmodus wieder zurück in mehr Ruhe.

Einatmen Beim Einatmen (durch die Nase) bewege die Arme in weitem Bogen seitlich vom Körper von unten nach oben. Die Hände beschreiben dabei einen Kreis. Gleichzeitig richtest du auch die Beine auf und machst den ganzen Körper groß.

Ausatmen Beim Ausatmen geh langsam wieder etwas in die Knie, sodass die Beine elastisch stehen. Gleichzeitig wendest du oben die Handflächen nach unten und schiebst die Hände vor dem Körper immer tiefer nach unten. Stell dir dabei eine Energiesäule vor, die du herunterdrückst.

Wiederhole die Übung einige Minuten, bis du spürst, dass der Körper und die Gedanken wieder mehr Ruhe haben.

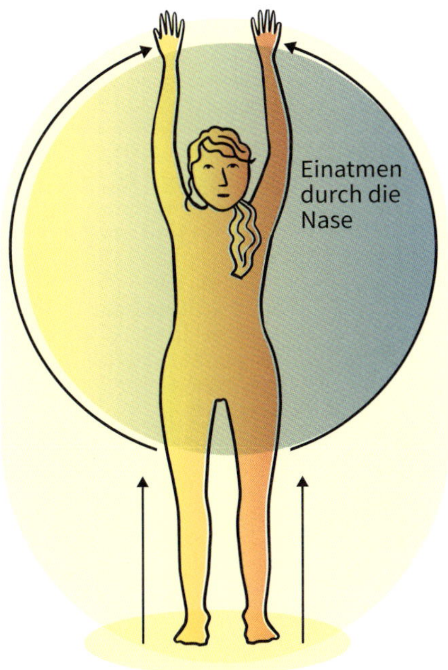

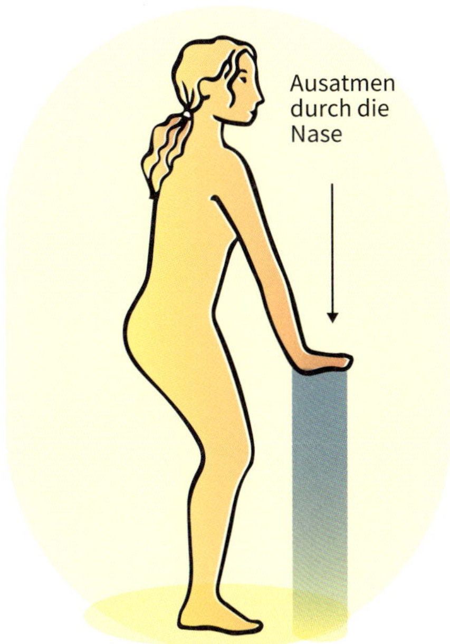

Stichwortverzeichnis

Empfehlungen von Anke Precht

(letzter Zugriff: 07.11.2022)

Webseiten

Videos über Trauma, Traumatherapie, Selbsthilfe und Übungen:

www.ankeprecht.de/trauma/

Die Wahrnehmungsübung als Audio-Datei zum Download:

www.ankeprecht.de/downloads/

Bücher und Artikel über Trauma – Theoretisches zum Vertiefen

Huber, Michaela; Viele sein – ein Handbuch: Komplextrauma und dissoziative Identität – verstehen, verändern, behandeln. Junfermann, 2011.

Huber, Michaela; Multiple Persönlichkeiten; Überlebende extremer Gewalt; Ein Handbuch. Fischer Taschenbuch, 2004.

Van der Kolk, Bessel; The Body keeps the score; Mind, Brain and Body in the transformation of trauma. Penguin, 2015 (Deutsche Übersetzung ab Februar 2023 bei Ullstein).

Levine, Peter; Trauma und Gedächtnis: Die Spuren unserer Erinnerung in Körper und Gehirn – wie wir traumatische Erfahrungen verstehen und verarbeiten. Kösel, 2007.

Reddemann, Luise; Psychodynamisch-imaginative Traumatherapie PITT – das Manual: ein resilienzorientierter Ansatz in der Psychotraumatologie. Klett Cotta, 2020.

Bücher zu speziellen Methoden der Traumatherapie

EMI: Beaulieu, Danie: Impact-Techniken für die Psychotherapie (Beratung, Coaching, Supervision). Carl Auer, 2013.

Gallo, Fred: Energetische Selbstbehandlung: Durch Meridianklopfen traumatische Erfahrungen heilen. Kösel, 2009.

Levine, Peter: Vom Trauma befreien: Wie Sie seelische und körperliche Blockaden lösen – mit 12 Übungen auf CD. Kösel, 2007.

EMDR:Shapiro, Francine: Frei werden von der Vergangenheit: Trauma-Selbsthilfe nach der EMDR-Methode. Kösel, 2013.

Studie zur Wirkung von Worten in Vollnarkose: www.abendblatt.de/ratgeber/article231393849/Vollnarkose-Worte-wirken-bei-Operation-wie-Medizin.html

Bücher und Audios für Trauma-Betroffene – praktisch zum Weiterarbeiten

Huber, Michaela; Der innere Garten: Ein achtsamer Weg zur persönlichen Veränderung. Übungen mit CD. Junfermann, 2010.

Levine, Peter A.; Vom Trauma befreien – wie Sie seelische und körperliche Blockaden lösen. Mit CD. Kösel, 2007.

Reddemann, Luise; Trauma verstehen, bearbeiten und überwinden: Ein Übungsbuch für Körper und Seele. TRIAS, 2020.

Seidl, Christine; Wenn die Seele nicht heilen will: Wie alte Verletzungen zu (Re-)Traumatisierungen führen können und wie man sie überwindet; mvg, 2020.

Die Frage nach dem Sinn des Lebens

Büntig, Wolf; Vom Original zur Kopie – und zurück – über die Normopathie, den Drang und Zwang, alles richtig machen zu müssen, und die Autonomie, das Leben nach dem inneren Gesetz; CD, Auditorium, 2018.

Von Schirach, Ariadne; Du sollst nicht funktionieren: Für eine neue Lebenskunst; Tropen, 2016.

Langlebigkeit und Beziehungen

Pinker, Susan; The secret for living longer might be your social life;

TED-Talk; www.ted.com/talks/susan_pinker_the_secret_to_living_longer_may_be_your_social_life

Breathology

Severinsen, Stig Aval; Die geheime Kraft der Atmung – breathology. FID, 2017

Video mit Übungen mit Stig Severinson: www.youtube.com/watch?v=mNzDHcRU5Rc

Die Resilienz stärken – das psychische Immunsystem aufbauen

Precht, Anke; Wie strick ich mir ein dickes Fell: Das Workbook für Frauen; TRIAS, 2018.

Precht, Anke; Wer bin ich wirklich? 11 Psychotests, die dein Leben verändern. arsEdition, 2021.

Precht, Anke; Be Happy: Das 365-Tage-Selbstcoaching-Programm. Selbstverlag.

Deine persönlichen Listen zum Heraustrennen

Auf den folgenden Seiten findest du die im Buch beschriebenen Listen – ganz praktisch zum Heraustrennen.

Lege die Listen in deinen Notfallkoffer, hier hast du sie sofort zur Hand.

Bibliografische Information der Deutschen Nationalbibliothek
Die Deutsche Nationalbibliothek verzeichnet diese Publikation in der Deutschen Nationalbibliografie; detaillierte bibliografische Daten sind im Internet über dnb.d-nb.de abrufbar.

Programmplanung: Celestina Filbrandt
Projektmanagement: Elisa Salemi
Redaktion: Dr. Sabine Klonk
Bildredaktion: Christoph Frick, Marie Crämer

Covergestaltung: © Thieme
Bildnachweis Cover: © Thieme
Layout: CYCLUS · Visuelle Kommunikation, Stuttgart

Bildnachweis:
Covermotiv und Bild S. 3: © Thieme
Fotos im Innenteil:
AutorInnenfoto: dietzefotografie
Zeichnungen: Susi Schaaf, Bellheim

Die abgebildeten Personen haben in keiner Weise etwas mit dem Thema zu tun.

1. Auflage 2023

TRIAS Verlag in Georg Thieme Verlag KG
Rüdigerstraße 14, 70469 Stuttgart, Germany
www.trias-verlag.de

Printed in Germany

Satz und Repro: Fotosatz Buck, Kumhausen
Druck: AZ Druck und Datentechnik GmbH, Kempten

Gedruckt auf chlorfrei gebleichtem Papier

ISBN 978-3-432-11725-6 2 3 4 5 6

Auch erhältlich als E-Book:
eISBN (ePub) 978-3-432-11726-3

TRIAS, einer der führenden Ratgeberverlage im Bereich Gesundheit, gehört zur Thieme Gruppe, marktführender Anbieter medizinischer Fachinformationen und Services. Anspruch der Thieme Gruppe ist es, den im Gesundheitswesen tätigen Berufsgruppen sowie allen an Gesundheit Interessierten genau die Informationen und Angebote bereitzustellen, die sie in einer bestimmten Arbeitssituation oder Lebensphase benötigen. Durch die hohe Qualität und zielgruppenspezifische Relevanz der angebotenen Leistungen bereitet Thieme den Weg für eine bessere Medizin und mehr Gesundheit im Leben.

Thieme

Das mag ich an mir

Das kann ich alles

1.
2.
3.
4.
5.
6.
7.
8.
9.
10.
11.
12.
13.
14.
15.
16.
17.
18.
19.
20.
21.
22.
23.
24.

25.

26.

27.

28.

29.

30.

31.

32.

33.

34.

35.

36.

37.

38.

39.

40.

41.

42.

43.

44.

45.

46.

47.

48.

49.

50.

Was ich schon geschafft habe

Meine Lieblingsgerichte

Tätigkeiten, die mich glücklich machen

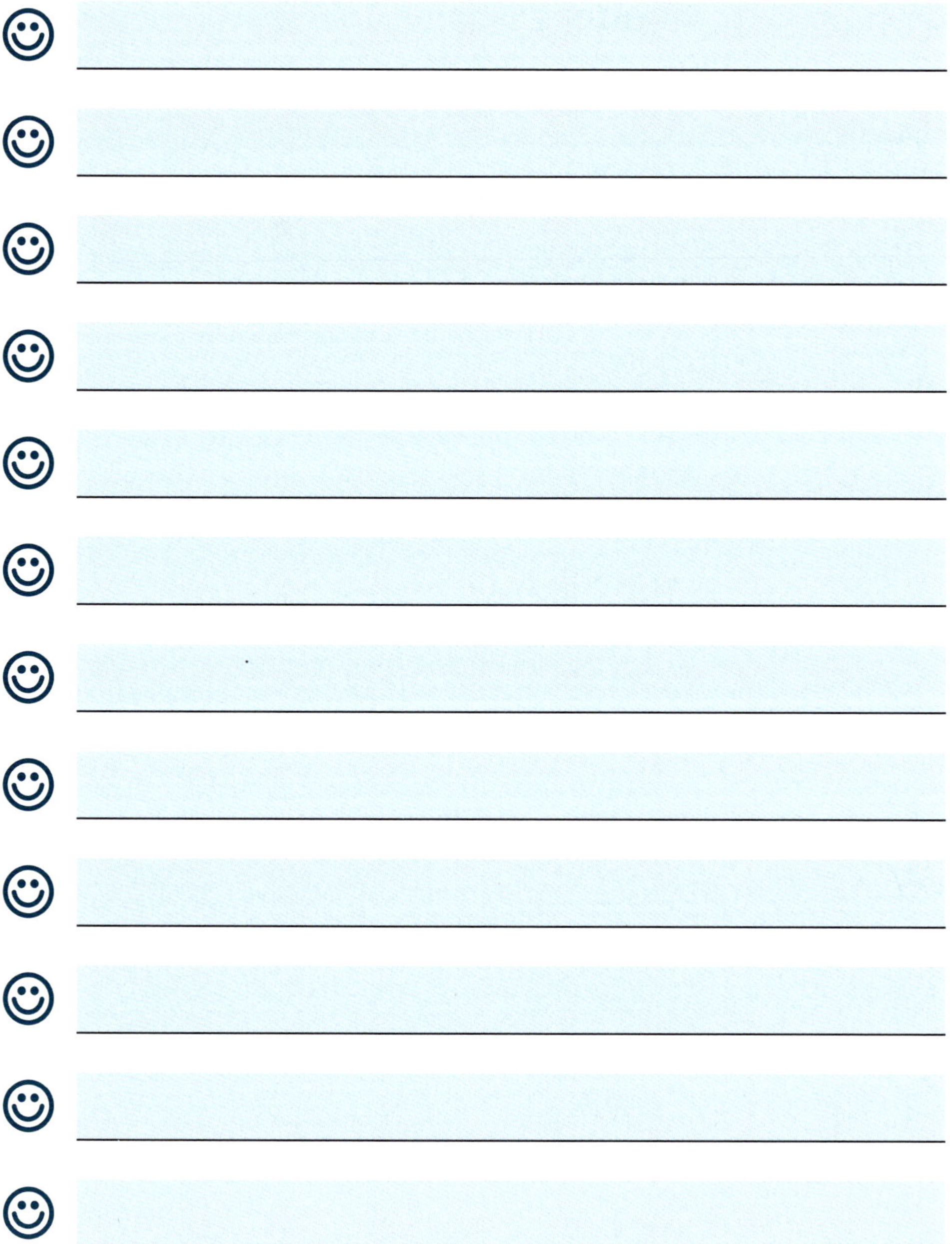

Wen ich anrufe oder anschreibe

Freunde und Bekannte

Profis

Für den absoluten Notfall